R. Jäckle   A. Hirsch   M. Dreyer
Gut leben mit Typ-1-Diabetes

**Renate Jäckle**
**Axel Hirsch**
**Manfred Dreyer**

# Gut leben mit Typ-1-Diabetes

## Arbeitsbuch zur Basis-Bolus-Therapie

6., überarbeitete Auflage

Unter Mitarbeit von

**Renate Fisch, Falk Kunigk, Gabriela Erni**

Angelika Engel, Christa Heidsieck-Hess, Christiane Krings,
Gudrun Michels, Matthias Pein, Regina Studtfeld

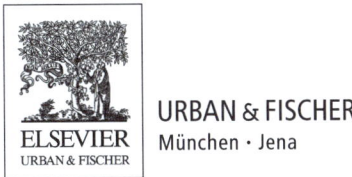

URBAN & FISCHER
München · Jena

**Zuschriften und Kritik an:**
Urban & Fischer, Lektorat Fachberufe, Karlstraße 45, 80333 München
Renate Jäckle, Diabetesberaterin DDG, Asklepios Westklinikum Hamburg,
Abt. für Innere Medizin „IM-K", Kardiologie, Angiologie, Diabetologie, Suurheid 20,
22559 Hamburg

### Wichtiger Hinweis für den Benutzer

Die Erkenntnisse in der Medizin unterliegen laufendem Wandel durch Forschung und klinische Erfahrungen. Herausgeber und Autoren dieses Werkes haben große Sorgfalt darauf verwendet, dass die in diesem Werk gemachten therapeutischen Angaben (insbesondere hinsichtlich Indikation, Dosierung und unerwünschten Wirkungen) dem derzeitigen Wissensstand entsprechen. Das entbindet den Nutzer dieses Werkes aber nicht von der Verpflichtung, anhand der Beipackzettel zu verschreibender Präparate zu überprüfen, ob die dort gemachten Angaben von denen in diesem Buch abweichen und seine Verordnung in eigener Verantwortung zu treffen.

Geschützte Warennamen (Warenzeichen) wurden nicht kenntlich gemacht, so dass aus dem Fehlen dieses Hinweises nicht geschlossen werden kann, dass es sich um freie Warennamen handelt.

### Bibliografische Information der Deutschen Nationalbibliothek

Die Deutsche Nationalbibliothek verzeichnet diese Publikation in der Deutschen Nationalbibliografie; detaillierte bibliografische Daten sind im Internet über http://dnb.d-nb.de abrufbar.

Um den Textfluss nicht zu stören, wurde bei Patienten und Berufsbezeichnungen die grammatikalisch maskuline Form gewählt. Selbstverständlich sind in diesen Fällen immer Frauen und Männer gemeint.

Planung: Heiko Krabbe, München
Projektmanagement: Ingrid Stöger, München
Redaktion: Antje Kronenberg, Stadtlohn
Herstellung: Ute Landwehr-Heldt, Bremen
Satz: Mitterweger & Partner, Plankstadt
Druck und Bindung: Legoprint, Lavis/Italien
Umschlaggestaltung: Spiesz Design, Neu-Ulm
Titelfotografie: Urs Kluyver, Hamburg

ISBN 978-3-437-45299-4

Aktuelle Informationen finden Sie im Internet unter: www.elsevier.de und www.elsevier.com

# Vorwort zur sechsten Auflage

Liebe Diabetiker und Diabetikerinnen,

dürfen wir Sie so ansprechen? Sie haben ja nicht nur den Diabetes als wesentliches Merkmal, und Sie sind vielleicht nicht damit einverstanden, in eine solche Schublade gesteckt zu werden. Manchmal erlauben wir uns trotzdem, Sie in diesem Buch als Diabetiker anzusprechen, wenn es uns sprachlich einfacher erschien. Dafür bitten wir Sie um Nachsicht.

Dieses Buch ist ursprünglich entstanden als Begleitmaterial zur strukturierten Diabetesbehandlung für Typ-1-Diabetiker im Krankenhaus Bethanien in Hamburg. Im Juli 2006 ist Prof. Dreyer mit dem Team der Diabetesstation 7 in das Asklepios Westklinikum Hamburg umgezogen. Viele ehemalige und jetzige Mitglieder des Diabetesteams haben an diesem Buch mitgearbeitet: durch Verfassen von Texten, Beschaffen von Material, vor allem durch wiederholte Diskussionen und Überarbeitungen. Es war nicht immer einfach, alle Meinungen „unter einen Hut" zu bekommen, weil es für viele Probleme verschiedene Lösungen gibt. Dabei haben wir uns bemüht, alle wichtigen wissenschaftlichen Erkenntnisse zur Diabetestherapie einzubeziehen.

Wir haben unser Material so gestaltet, dass es auch von den Betroffenen genutzt werden kann, die (noch) an keiner Schulung teilnehmen konnten oder wollten. Man kann sich für den Umgang mit dem Diabetes vieles allein erarbeiten. Dennoch möchten wir allen ans Herz legen, ihr Wissen und ihre praktischen Fertigkeiten für das Leben mit dem Diabetes in einer strukturierten ein- bis zweiwöchigen Diabetesschulung in einer Gruppe gemeinsam zu erarbeiten und zu vertiefen. Im Alleingang gibt es viel mehr Missverständnisse, und es ist kaum möglich, auf sich selbst gestellt verschiedene Strategien der Insulintherapie, der Selbstkontrolle oder Injektionshilfen auszuprobieren, um eine begründete Entscheidung für sich treffen zu können.

Wir bieten Ihnen zu den wichtigsten Abschnitten „Lernkontrollen" an – jeweils zwei bis zehn Fragen – mit denen Sie prüfen können, ob Sie die Inhalte richtig verstanden haben. Wenn mehrere Antworten vorgegeben sind, kreuzen Sie an, was Sie für richtig halten. Oft sind mehrere Antworten gleichzeitig richtig. Wenn nichts vorgegeben ist, sollen Sie selbst eine Antwort formulieren. Tun Sie es am besten schriftlich und vergleichen Sie es dann mit unseren Lösungen im Anhang.

Die eigene Entscheidung ist der Dreh- und Angelpunkt jeder Insulintherapie. Dabei soll die Therapie über lange Zeit gelingen und die Lebensqualität nicht unnötig einschränken. Viele Schulungsstationen und Ärzte sind dazu übergegangen, die Insulintherapie mit den Betroffenen nach deren Bedürfnissen zu gestalten. Die Idee des „Empowerment" breitet sich aus: Wer selbst weiß, was er will, und wer sich für seine Interessen einsetzt, hat mehr vom Leben! Dies gilt auch in Bezug auf den Diabetes! Wir wünschen Ihnen auf diesem Weg viel Erfolg.

Dieses Buch geht aus vom Schema der „Basis-Bolus-Therapie" (BBT). Sie ist auch unter dem Namen „intensivierte Insulintherapie" (ICT) bekannt. Diese Therapie gilt heute allgemein als Standardtherapie für Menschen mit Typ-1-Diabetes. Immer mehr Menschen mit Typ-2-Diabetes entscheiden sich ebenfalls dafür. Sie erlaubt es Ihnen, in (fast) jeder Alltagssituation Ihren Blutzucker selbst wieder in den Normalbereich zu bringen. Das ist der größte Vorteil, denn es schützt Sie vor diabetesbedingten Folgeerkrankungen oder vor deren Verschlimmerung. Gleichzeitig gibt Ihnen die Therapie die Chance, wieder fast normal zu leben, d.h.

- wieder spontaner zu entscheiden,
- fast alles und zu unregelmäßigen Zeiten essen zu können,
- Sport zu treiben, wenn Sie es wollen und
- überall Urlaub zu machen.

Wer mit dieser Therapie gut zu leben lernt, möchte sie nicht mehr missen.

Der Preis, den Sie dafür zahlen, ist die mehrfache Selbstkontrolle des Blutzuckers (das sollte jeder Typ-1-Diabetiker sowieso tun) und die mehrfache Insulininjektion (4-5 × täglich). Unsere bisherigen Erfahrungen zeigen, dass etwa 80 % der bei uns geschulten Diabetiker diese Therapie annehmen und von sich aus an ihr festhalten. Die Therapie wird schnell zur Routine, und man braucht pro Tag vielleicht 20 Minuten dafür. Falls Sie sich jetzt noch nicht für diese Therapie entscheiden wollen: Viele Abschnitte des Buches sind für alle Menschen mit Typ-1-Diabetes wichtig. Vielleicht bekommen Sie ja doch Lust, diese Insulintherapie auszuprobieren.

Jedes Schulungsteam entwickelt mit seiner Praxis seine eigene „Philosophie" der Diabetestherapie. Das betrifft z.B. das bevorzugte Insulinschema, die Berechnung der für eine Broteinheit notwendigen Insulindosis, den Umgang mit Zwischenmahlzeiten und vieles andere mehr. Wir haben mit unseren Empfehlungen bisher gute Erfahrungen gemacht. Wir haben sie, auch mit Hilfe unserer Schulungsteilnehmer, immer wieder verändert, um möglichst vielen Betroffenen gerecht zu werden. Aber es gibt auch andere Möglichkeiten, dieselben Ziele zu erreichen. Wir laden Sie dazu ein, unsere Empfehlungen durch eigenes Handeln zu erproben und dann selbst zu entscheiden, ob sie Ihnen helfen.

Diese sechste Auflage haben wir erneut überarbeitet, um zwischenzeitliche Erneuerungen und Veränderungen zu berücksichtigen. Auch Leser gaben uns Anregungen zu notwendigen Veränderungen. So standen wir wieder vor der Frage, die Blutzuckerwerte parallel in mmol/l anzugeben. Dieser Leserwunsch ist berechtigt. Wir haben uns dennoch dagegen entschieden, weil es viele Textstellen unübersichtlicher gemacht hätte. Daher haben wir die Umrechnungstabelle auf der hinteren Innenklappe beibehalten, um den an mmol/l gewöhnten Lesern das Umrechnen beim Lesen zu erleichtern.

Ein besonderer Dank gilt Wolfgang Schütt (Eckernförde), der uns bei der Überarbeitung der sozialrechtlichen Aspekte des Diabetes unterstützt hat.

Wir freuen uns, dass unser Buch von vielen Betroffenen geschätzt wird und wir möchten Sie ermutigen, uns weiterhin als kritische Leser zu begleiten.

Hamburg, im Oktober 2006

# Abbildungsnachweis

# Abkürzungen

| BBT | Basis-Bolus-Therapie |
|---|---|
| BE | Berechnungseinheit für Kohlenhydrate (Broteinheit); 1 BE = 12 g Kohlenhydrate |
| BZ | Blutzucker |
| CT | konventionelle Insulintherapie mit zwei Spritzen täglich |
| DDG | Deutsche Diabetes Gesellschaft (Ärzte/Ärztinnen und andere Diabetesfachleute) |
| DDB | Deutscher Diabetiker Bund (Betroffene) |
| DGE | Deutsche Gesellschaft für Ernährung |
| E oder IE | internationale Insulineinheiten |
| EBM | Evidence Based Medicine |
| GdB | Grad der Behinderung im Schwerbehindertenrecht |
| H, HM | Bezeichnung für „Human" im Markennamen von Insulinen |

| | |
|---|---|
| Hb | Hämoglobin, roter Blutfarbstoff |
| Hba1c | glykosiliertes Hämoglobin, Maß für die Qualität der Stoffwechseleinstellung über 8–12 Wochen |
| IDAA | International Diabetic Athletes Association, Internationale Vereinigung von sportinteressierten Menschen mit Diabetes mit deutscher Sektion |
| KE | Kohlenhydrateinheit = 10 Gramm Kohlenhydrate |
| KH | Kohlenhydrate |
| mg/dl | Milligramm pro Deziliter, Maßeinheit für den Blutzucker |
| mmol/l | Millimol pro Liter, Maßeinheit für den Blutzucker |
| NI | Normalinsulin (früher „Altinsulin") |
| NPH | Neutrales Protamin Hagedorn, Verzögerungsstoff im „NPH-Insulin", dem hauptsächlich verwendeten Verzögerungsinsulin |
| pp-Wert | postprandialer Blutzuckerwert (Wert 1–2 Stunden nach dem Essen) |
| U-40, U-100 | Konzentration des Insulins in Fläschchen oder Patronen; U-40 heißt: es sind 40 internationale Insulineinheiten in einem Milliliter Flüssigkeit |
| VI | Verzögerungsinsulin |

# Inhaltsverzeichnis

## Im Buch werden folgende Symbole verwendet:

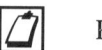 Regeln und Empfehlungen

 Achtung! Warnhinweise und wichtige Informationen

 Tipps und Anregungen

 Fragen zum Thema stehen am Ende vieler Abschnitte. Hier haben Sie die Möglichkeit, Ihr Wissen zum eben besprochenen Thema zu testen. Die korrekten Antworten finden Sie im Anhang des Buches.

Die Umrechnungstabelle mmol/l ↔ mg/dl befindet sich in der Umschlagklappe hinten.

# 1 Leben lernen mit Diabetes

Diabetes ist für jeden Menschen eine Herausforderung, die in verschiedenen Lebensabschnitten und Situationen ganz unterschiedlich empfunden werden kann: als schwere Belastung, als ein lästiges Übel oder als ein Anreiz, Probleme anzupacken und zu meistern. Fast niemandem gelingt es, den Diabetes Jahr für Jahr „locker" zu nehmen und beständig und gewissenhaft im Alltag zu berücksichtigen. Das ist genauso wie bei anderen Belastungen, die man einmal besser, einmal schlechter erträgt.

Es ist immer eine Entscheidung für jeden Einzelnen, wie viel er überhaupt und jeden Tag neu für seinen Diabetes tun will, welchen Platz er ihm in seinem Leben zuweist. Manchmal gibt es Dinge, die so viel wichtiger sind, dass der Diabetes in den Hintergrund tritt.

Je mehr man über Diabetes allgemein weiß, umso besser lernt man auch den eigenen Diabetes kennen und einzuschätzen. Damit vergrößern sich die Möglichkeiten, das Leben nach den eigenen Bedürfnissen zu gestalten, ohne den Diabetes zu vernachlässigen. Je mehr die alltägliche Diabetesbehandlung zur Routine wird, umso weniger Lebensenergie, die man für andere Dinge benötigt, geht damit verloren. Es kann überraschend sein, wie sich manchmal neue Möglichkeiten ergeben.

Unser Buch vermittelt Ihnen Kenntnisse über grundlegende Zusammenhänge und gibt Empfehlungen, was Sie tun sollten, wenn Sie Ihren Diabetes gut behandeln wollen. Wir wissen, dass man nicht immer alles berücksichtigen kann. Sie entscheiden selbst, was Sie beachten können und wollen. Das kann Ihnen niemand abnehmen. Es gibt daher in unserem Text keine „Verbote", aber Hinweise auf Gefahren oder auf Dinge, die sich schlecht miteinander vereinbaren lassen.

Viele unserer Empfehlungen werden mit dem übereinstimmen, was Sie bisher über Diabetes gelernt haben. Bei anderen Empfehlungen werden Sie sich eventuell wundern, weil Sie es anders kennen. Keiner hat beim Diabetes die Weisheit gepachtet. Alle Therapievorschläge sind Versuche, das, was man bisher durch wissenschaftliche Forschung über Diabetes weiß, in den Alltag umzusetzen. Es gibt oft verschiedene Möglichkeiten, und durch neue Forschungsergebnisse sind diese Empfehlungen einem ständigen Wandel ausgesetzt.

Niemand mit einer chronischen Krankheit sollte jahrein, jahraus nach denselben Regeln leben. Achten Sie darauf, was es an neuen Erkenntnissen gibt, und probieren Sie selbst aus, wie Sie diese in Ihr Leben mit dem Diabetes einbeziehen können.

Schließlich gibt es in jedem einzelnen Diabetes viele Besonderheiten, die man nur selbst und im Gespräch mit anderen herausfinden kann. Wer sich selbst gut beobachtet und dabei ein wenig mit sich experimentiert, findet heraus, was bei seinem Diabetes speziell zu beachten ist. Es ist gut, wenn man dies immer wieder einmal überprüft, weil es sich auch ändern kann. Diabetes ist kein ständig gleich bleibender Defekt, sondern Teil des sich ständig verändernden Lebens. Gut mit dem Diabetes leben bedeutet auch, sich immer wieder neu auf ihn einzulassen, das Wissen aufzufrischen, Einfallsreichtum zu entwickeln und Neues auszuprobieren. Dabei wünschen wir Ihnen Kraft, Ausdauer und Erfolg.

# 2 Was ist Diabetes?

Der Begriff Diabetes mellitus bedeutet „honigsüßer Durchfluss". Das weist auf ein seit Jahrhunderten bekanntes Anzeichen dieser Erkrankung hin: die Zuckerausscheidung im Urin bei erhöhten Blutzuckerwerten. Umgangsprachlich bezeichnet man den Diabetes mellitus als Zuckerkrankheit. Ihr liegt eine Stoffwechselstörung zugrunde, die hauptsächlich die Blutzuckerregulation betrifft.

Diabetes ist eine Volkskrankheit. In Deutschland haben heute mindestens 5 % der Bevölkerung Diabetes. Bis zum Jahr 2015 wird sich die Zahl der Menschen mit Diabetes annähernd verdoppelt haben. Besonders stark nimmt die Zahl der Typ-2-Diabetiker zu, die bereits jetzt über 90 % der Betroffenen stellen. Nur ca. 10 % haben einen Typ-1-Diabetes, das entspricht ungefähr 400.000 Menschen.

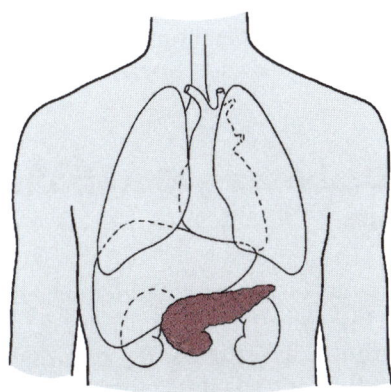

Abb. 1: Lage der Bauchspeicheldrüse [L157]

## 2.1 Insulin senkt den Blutzucker

Die wichtigste Rolle in der Blutzuckerregulation spielt das Hormon Insulin. Es wird in den Inselzellen der Bauchspeicheldrüse gebildet und bedarfsgerecht in das Blut abgegeben.

Die einzelnen Schritte der Insulinwirkung kann man vereinfacht folgendermaßen beschreiben:

Aus der Nahrung gelangen Kohlenhydrate (z. B. aus Obst, Brot, Kartoffeln, Nudeln, Reis) in den Verdauungstrakt und werden dort zu Traubenzucker (Glukose) abgebaut. Die Glukose gelangt über die Darmwand ins Blut und wird als Nährstoff den Körperzellen zugeführt. Glukose kann jedoch nur in die Zellen geschleust werden, wenn Insulin vorhanden ist. Man kann also sagen, dass Insulin wie ein Schlüssel die Zellen für die Glukose „aufschließt". Steht Insulin nicht in ausreichender Menge zur Verfügung oder ist – wie bei vielen Menschen mit Typ-2-Diabetes – die Insulinwirkung gestört, sammelt sich die Glukose im Blut und der Blutzuckerspiegel steigt an.

Insulin sorgt auch dafür, dass die überschüssige Glukose als Energiespeicher einerseits zu Speicherzucker (Glykogen) in Muskeln und Leber, andererseits zu Fettgewebe umgewandelt werden kann. Auch wenn keine Nahrung aufgenommen wird, ist die Energieversorgung der Zellen gewährleistet, weil die Leber sowohl Zucker neu bildet als auch aus den Glykogenspeichern freisetzt. Sind die Glykogenspeicher leer, kann das Fettgewebe zur Energiegewinnung herangezogen werden.

Wenn man isst, sorgt das Insulin dafür, dass die Zuckerproduktion der Leber genauso wie der Abbau von Fettgewebe gehemmt wird, da keine zusätzliche Energie aus den Speichern benötigt wird.

## 2.2  Typ-2-Diabetes – Metabolisches Syndrom

Dem Typ-2-Diabetes liegt in unterschiedlichem Ausmaß eine gestörte Insulinwirkung (Insulinresistenz) und/oder eine verringerte Insulinproduktion zugrunde. Er tritt häufig zusammen auf mit Übergewicht, einem Bluthochdruck und einer Fettstoffwechselstörung (z. B. erhöhte Cholesterinwerte). Dieses gemeinsame Auftreten wird als metabolisches Syndrom bezeichnet. Es erhöht das Risiko für das Entstehen eines Herzinfarktes oder Schlaganfalls.

Typ-2-Diabetes tritt häufig nach dem 40. Lebensjahr auf. Früher war deshalb die Bezeichnung Altersdiabetes gebräuchlich. Die Veranlagung wird vererbt. Die Wahrscheinlichkeit, einen Typ-2-Diabetes zu bekommen, beträgt bei einem erkrankten Elternteil ca. 40 %. Sind beide betroffen, liegt sie bei ca. 70 %. Der Lebensstil in unserer Gesellschaft mit Überernährung und Bewegungsmangel begünstigt die Entstehung des Diabetes. Deshalb nimmt die Erkrankungshäufigkeit in allen westlichen Industrieländern stetig zu. Außerdem tritt Typ-2-Diabetes bei immer jüngeren Menschen auf, sogar bei Kindern.

Vermehrte Bewegung und eine Gewichtsreduktion bei Übergewicht können das Auftreten eines Diabetes bei Personen mit Diabetesveranlagung verhindern oder verzögern. Ist bereits ein Diabetes eingetreten, ist eine solche Änderung des Lebensstils eine wichtige Grundlage der Behandlung – auch weil sie sämtliche weitere Faktoren des Metabolischen Syndroms günstig beeinflusst. Bei manchen Diabetikern kann so jahrelang die Einnahme von Medikamenten vermieden werden.

Vielen Menschen ist eine so einschneidende Änderung des Lebensstils nicht möglich, bei anderen lässt die Wirksamkeit nach einiger Zeit nach. Es ist dann eine medikamentöse Behandlung erforderlich.

Heutzutage gilt der Wirkstoff Metformin bei Typ-2-Diabetikern mit Übergewicht als Therapie der Wahl. Metformin führt nicht zu einer Gewichtszunahme, es senkt das Risiko für Herzinfarkte und Schlaganfälle und kann mit allen anderen Therapieformen kombiniert werden.

Für eine gute Stoffwechseleinstellung wird im Laufe der Jahre meistens eine Kombination blutzuckersenkender Medikamente oder das Spritzen von Insulin erforderlich. Die früher häufig vertretene Ansicht, eine frühzeitige Insulintherapie schade den Betroffenen, kann heute als widerlegt gelten. Immer mehr Typ-2-Diabetiker entscheiden sich für eine flexible Insulintherapie. Die in diesem Buch beschriebene Behandlungsform ist mit kleineren Abweichungen (geringerer Basisbedarf, evtl. Kombination mit Metformin) auch für Typ-2-Diabetiker gut geeignet.

## 2.3   Typ-1-Diabetes: eine Autoimmunerkrankung

Typ-1-Diabetes tritt häufig im Kindes- und Jugendalter auf. Er wurde deshalb auch als jugendlicher Diabetes bezeichnet. Durch neue Untersuchungsverfahren weiß man, dass dieser Diabetestyp jedoch in jedem Lebensalter auftreten kann. Es entwickelt sich in kurzer Zeit ein vollständiger Mangel an Insulin.

Wie kommt es zum Versagen der Insulinproduktion bei Typ-1-Diabetes? Man weiß heute, dass die insulinproduzierenden Zellen der Bauchspeicheldrüse durch das körpereigene Abwehrsystem – das Immunsystem – zerstört werden. So lassen sich bei 90 % aller frisch entdeckten Typ-1-Diabetiker Antikörper gegen die Inselzellen oder auch gegen das körpereigene Insulin finden. Außerdem hat man bei den Erkrankten spezielle Abwehrzellen sowie Zeichen einer Entzündung im Bauchspeicheldrüsengewebe gefunden.

Dass das Immunsystem derart selbstzerstörend reagiert, liegt zum Teil an den Erbanlagen (Faktoren im HLA-System). Was als Auslösemechanismus für die Erkrankung in Frage kommt, ist noch weitgehend ungeklärt. Man vermutet z. B. Infekte oder Umweltgifte.

Die Bildung der o.g. Antikörper geht der Erkrankung oft voraus. Der eigentliche Zerstörungsprozess an den insulinproduzierenden Zellen verläuft dann innerhalb von Wochen bis Monaten. Typische Krankheitszeichen treten erst auf, wenn nur noch ca. 20 % des insulinproduzierenden Gewebes aktiv sind.

## Typ-1-Diabetes und Vererbung

Mit welcher Wahrscheinlichkeit wird der Typ-1-Diabetes vererbt? Von 100 Kindern, deren Mütter einen Typ-1-Diabetes haben, entwickeln 95–97 % diese Erkrankung nicht. Ist der Vater Typ-1-Diabetiker, sind es 93–95 %. Die Wahrscheinlichkeit, einen Typ-1-Diabetes zu bekommen, liegt für die Kinder mit einem betroffenen Elternteil also ungefähr bei 5 %. Im Vergleich dazu beträgt das Risiko ohne elterliche Vorerkrankung 0,3 %. Wenn beide Elternteile einen Typ-1-Diabetes haben, beträgt die Wahrscheinlichkeit für das Kind 20–30 %. Umgekehrt bedeutet das: 70–80 % der Kinder diabetischer Eltern bekommen die Erkrankung nicht.

Jedes Paar muss für sich entscheiden, ob es mit dieser Wahrscheinlichkeit, dass die Kinder einen Typ-1-Diabetes entwickeln, leben kann. Dabei sollte man auch berücksichtigen, dass das Leben mit einem Typ-1-Diabetes heutzutage ohne wesentliche Einschränkungen verlaufen kann.

## 2.4 Wie man einen Diabetes erkennt

Bei Insulinmangel des Körpers steigen die Blutzuckerwerte an und es entstehen charakteristische Anzeichen (Symptome). Sie können nicht nur bei neu entdecktem Diabetes auftreten, sondern sind auch typisch bei schlecht eingestelltem Blutzucker. Im Folgenden sind die wichtigsten Symptome aufgeführt. Es müssen aber nicht alle Anzeichen bei jedem Diabetiker auftreten. Die ersten Zeichen eines Typ-2-Diabetes sind in der Regel weniger deutlich, der Beginn schleichender.

> **Anzeichen und Folgen hoher Blutzuckerwerte**
>
> Ausscheiden großer Harnmengen, vermehrter Durst, Müdigkeit, Mattigkeit, Schlappheit, Antriebsarmut, Sehstörungen, Wadenkrämpfe, ungewollter Gewichtsverlust, Entzündungen der Haut, schlecht heilende Wunden, Infektionen der Harnwege und der Geschlechtsorgane.

Wie lassen sich diese Anzeichen erklären?

Bei Insulinmangel steigt der Blutzucker an. Die Leber produziert ungehemmt Zucker. Gleichzeitig leiden die Körperzellen unter Energiemangel. Der Zucker aus der Leber kann aber nicht in die Körperzellen gelangen, da der „Schlüssel" Insulin fehlt. Ab einer Blutzuckerhöhe von ca. 180 mg/dl tritt Glukose im Urin auf. Diesen Wert nennt man auch „Nierenschwelle" (☞ S. 21). Der Zucker bindet dabei viel Wasser, wodurch dem Körper viel Flüssigkeit verloren geht. Der Betroffene hat ständig großen Durst, obwohl er viel mehr trinkt als sonst. Durch den Verlust von Körperwasser und Mineralien kommt es u. a. zu Abgeschlagenheit und Müdigkeit. Der Flüssigkeitsverlust macht sich auch durch trockene, oft juckende Haut bemerkbar. Die Infektabwehr ist durch die schlechte Blutzuckerlage ebenfalls herabgesetzt, so dass Wunden schlechter heilen als sonst. Beträchtliche Gewichtsabnahmen bei fortschreitendem Insulinmangel resultieren aus dem Wasserverlust und dem Abbau von Muskel- und Fettgewebe.

## 2.5   Ketoazidose und diabetisches Koma

Bei lang anhaltendem oder komplettem Insulinmangel besteht die Gefahr einer schweren Stoffwechselentgleisung mit Übersäuerung des Blutes (Ketoazidose). Diese Folge des absoluten Insulinmangels bei Typ-1-Diabetes kann nicht nur bei Erkrankungsbeginn entstehen, auch ein geschulter Diabetiker kann einmal in diese Situation kommen (☞ S. 99).

Damit jeder Diabetiker diese Stoffwechselentgleisung frühzeitig behandeln kann, muss er die Symptome kennen. Zusätzlich zu den bereits genannten Symptomen hoher Blutzuckerwerte (z. B. Durst, große Harnmengen, Kraftlosigkeit) können folgende Symptome auftreten:

> **Anzeichen einer Ketoazidose**
>
> Übelkeit, Erbrechen, Bauchschmerzen, Muskelschwere, Azetongeruch in der Atemluft, angestrengte und tiefe Atmung, Schläfrigkeit.

Bei der Ketoazidose ist im Urin viel Azeton nachweisbar (☞ nächster Abschnitt), der Blutzucker ist hoch. Jetzt braucht der Körper Insulin und viel Flüssigkeit.

Wird der absolute Insulinmangel nicht rechtzeitig behandelt, droht das diabetische Koma (Zustand der Bewusstlosigkeit) und damit Lebensgefahr.

## Wie kommt es zur Übersäuerung des Blutes ?

Wenn Insulin fehlt, gelangt die Glukose nicht in die Zellen. Sie fällt damit als Energiequelle aus. Nun gewinnt der Körper seine Energie hauptsächlich aus der Verbrennung von Fettgewebe. Bei absolutem Insulinmangel, so wie er beim Typ-1-Diabetes vorkommt, wird der Organismus in dieser Situation mit Fettabbauprodukten – den Ketonkörpern – geradezu überschwemmt. Nur ein Teil der gebildeten Ketone wird als Azeton über den Urin ausgeschieden. Die meisten Ketonkörper bleiben dagegen im Blut und bewirken die gefürchtete Übersäuerung des Körpers (Ketoazidose). Mit Hilfe von Teststreifen kann man in dieser Situation Azeton im Urin nachweisen. Bei Typ-2-Diabetes reicht die Wirkung des eigenen Insulins meist aus, die überschießende Bildung von Ketonen aufzuhalten.

Die typischen Symptome der Ketoazidose wie Übelkeit, Erbrechen und Bauchschmerzen führen gelegentlich zu Fehldiagnosen.

Der Körper versucht, die Ketone über Haut, Lungen und Urin auszuscheiden. Die Atmung ist tief und angestrengt und die Atemluft hat einen typischen obstartigen Geruch. Tritt Bewusstlosigkeit ein, spricht man von einem diabetischen Koma. Die Behandlung ist in diesem Zustand nur auf einer Intensivstation im Krankenhaus möglich. Der Patient bekommt sofort Insulin, Flüssigkeit und Mineralstoffe.

Heute gibt es aufgrund der besseren Informationslage der Diabetiker wesentlich seltener schwere Stoffwechselentgleisungen als früher. Auf Seite 99 finden Sie Informationen über die Behandlung der ketoazidotischen Stoffwechselentgleisung.

## 2.6   Sofortige Insulinbehandlung bei Typ-1-Diabetes

Nicht jeder Diabetes wird durch akute Symptome oder gar im diabetischen Koma entdeckt. Manchmal ist der Beginn schleichend mit weniger ausgeprägten Anzeichen und anfangs nur mäßig erhöhten Blutzuckerwerten. Trotzdem sollte sofort so viel Insulin wie möglich (ohne dass es zu Unterzuckerungen kommt) gespritzt werden. Man geht heute davon aus, dass so die autoimmune Zerstörung weiterer Inselzellen verlangsamt werden kann. Denn je länger der Körper noch selbst etwas Insulin produziert, desto leichter lässt sich der Blutzuckerspiegel einstellen.

### Die Remissionsphase

Viele Diabetiker beobachten nach einem Krankheitsbeginn mit relativ hoher Insulindosierung eine Abnahme des Insulinbedarfs. Manchmal werden eine Zeit lang nur noch wenige Einheiten benötigt. Durch die Insulinbehandlung haben sich die übrig gebliebenen Inselzellen erholt und können wieder besser arbeiten. Allerdings trügt der Schein: Nach einigen Wochen oder Monaten muss die Insulinmenge wieder gesteigert werden, um gute Blutzuckerwerte zu erreichen. Die eigene Insulinproduktion nimmt dann immer mehr ab.

## 2.7   Ein wichtiges Ziel: den Blutzucker normalisieren

Durch die Diabetestherapie werden lästige Symptome und Akutkomplikationen vermieden. Zahlreiche Untersuchungen haben belegt, dass hohe Blutzuckerwerte darüber hinaus die Blutgefäße langfristig schädigen. Erfreulicherweise lässt sich aber auch belegen, dass eine gute Stoffwechseleinstellung die wichtigste Voraussetzung ist, Folgeerkrankungen an Augen, Nieren und Nerven zu vermeiden, hinauszuzögern oder bereits bestehende Schäden nicht schlimmer werden zu lassen.

## Was normnahe Blutzuckereinstellung bedeutet

Die normnahe Blutzuckereinstellung orientiert sich an den Blutzuckerwerten eines Nichtdiabetikers.

> Blutzuckerwerte eines Nichtdiabetikers
> • vor dem Essen (präprandial)      60–100 mg/dl
> • nach dem Essen (postprandial)      bis 140 mg/dl
> Umrechnungstabelle für mmol/l ☞ Innenklappe der hinteren Umschlagseite.

Die Insulintherapie soll den Blutzucker normalisieren, ohne den Betroffenen zu gefährden. Eine zu „stramme" Einstellung würde das Risiko für schwere Unterzuckerungen (Hypoglykämien) erhöhen. Wir empfehlen im Normalfall, einen „Blutzucker-Zielwert" vor dem Essen von 100 mg/dl anzustreben. Es gibt aber auch Lebenssituationen, in denen andere Ziele sinnvoll sind. So müssen z. B. Schwangere noch niedrigere Blutzuckerwerte anstreben (☞ S. 130), und für Diabetiker mit Unterzuckerungsproblemen kann ein höherer Zielwert hilfreich sein (☞ S. 110). Besprechen Sie deshalb mit Ihrem Diabetesarzt oder Ihrem Schulungsteam Ihr individuelles Therapieziel.

## 2.8  Hohe Lebensqualität trotz Diabetes?

Die meisten Menschen mit neu entdecktem Diabetes wünschen sich, möglichst genauso weiterleben zu können wie bisher: z. B. essen, wann und wie viel sie wollen, im Beruf weiterhin leistungsfähig und anerkannt zu sein, unbeschwert in Urlaub zu fahren, und Sport zu treiben, wann und wie immer sie wollen – und dabei gute Blutzuckerwerte zu haben.

Das klappt umso besser, je mehr der Betroffene Wissen und Fertigkeiten erwirbt, die er im Alltag einsetzen kann:

• die Stoffwechselselbstkontrollen,

• eine flexible Insulintherapie,

• die Fähigkeit, Kohlenhydrate in der Nahrung abzuschätzen,

• die Fähigkeit, Körpersignale wahrzunehmen,

• ein fundiertes Wissen über Diabetes.

# Ich teste mich selbst

## Fragen zum Thema „Was ist Diabetes?"

Antworten ☞ Anhang S. 197

1. Warum soll der Blutzucker normalisiert werden? Nennen Sie mindestens zwei Gründe.

2. Wie würden Sie jemandem, der nichts vom Diabetes weiß, die „Zuckerkrankheit" erklären?

3. Was sind Anzeichen einer Ketoazidose? Nennen Sie mindestens drei.

4. In welchem Organ wird Insulin produziert?

5. Welche Wirkung hat Insulin auf den Blutzucker?

6. Wie sind die Blutzuckerwerte eines Nichtdiabetikers vor dem Essen?

   a)  60–100 mg/dl

   b)  120–180 mg/dl

   c)  150–180 mg/dl

7. Welches Stoffwechselprodukt kann man bei einer drohenden Blutzuckerentgleisung (Ketoazidose) im Urin nachweisen?

8. Was können Sie tun, um eine Blutzuckerentgleisung (Ketoazidose) zu verhindern?

# 3  Der HbA1c-Wert

Der HbA1c-Wert, auch „Blutzuckergedächtnis" genannt, ist ein Blutwert, den Sie beim Hausarzt vierteljährlich bestimmen lassen sollten. Er gibt etwa den durchschnittlichen Blutzuckerwert der letzten 8–12 Wochen wieder. Je höher der Wert ausfällt, umso höher liegt langfristig Ihr Risiko für diabetesbedingte Folgeerkrankungen an den kleinen Gefäßen und Nerven (☞ S. 143). Der HbA1c-Wert gilt als der wichtigste Wert, um zu beurteilen, wie gut Ihre Diabetestherapie verläuft. Wie kommt dieser Wert zustande?

Bei jedem Menschen geht ein Teil des roten Blutfarbstoffs (Hämoglobin, abgekürzt Hb), der den Sauerstoff im Körper transportiert, eine feste Verbindung mit der Glukose im Blut ein. Diese Verbindung ist das HbA1c. Je höher der Blutzuckerspiegel ist, desto häufiger entstehen Bindungen zwischen Hämoglobin und Glukose. Sinkt der Blutzucker ab, lösen sich Bindungen wieder auf, die noch nicht stabil sind. Nach etwa 6 Stunden mit erhöhten Blutzuckerwerten werden diese Bindungen stabil und führen dann zu einem Anstieg des HbA1c. Bei Menschen ohne Diabetes liegt der HbA1c-Wert etwa zwischen 3 und 6 %. Blutkörperchen werden fortlaufend abgebaut und ersetzt, so dass der gesamte Bestand nach 8–12 Wochen weitgehend erneuert ist. Der aktuell gemessene HbA1c-Wert besteht aus stabilen Bindungen von Hämoglobin und Glukose, die sich in den 8–12 Wochen vorher gebildet haben.

Wie der rote Blutfarbstoff können auch andere Körpereiweiße „verzuckern". Diese veränderten Körpereiweiße können ihre Funktion im Körper nicht mehr vollständig erfüllen. Sie sind eine wesentliche Ursache für das Auftreten diabetesbedingter Folgeerkrankungen. Erhöhte Blutzuckerwerte werden gefährlich, wenn sie so lange anhalten, dass der Anteil der verzuckerten Körpereiweiße ansteigt. Deswegen ist eine regelmäßige Bestimmung des HbA1c-Werts zur Einschätzung des Erfolgs der Selbsttherapie wichtig.

> Kurzzeitig erhöhte Blutzuckerwerte (bis zu etwa 6 Stunden) erhöhen den HbA1c-Wert nur unwesentlich!

Zur Vermeidung diabetesbedingter Folgeerkrankungen sollten Sie Ihren HbA1c-Wert so nahe wie möglich an der Obergrenze des Normalbereichs von etwa 6 % halten. Leider gibt es verschiedene Messverfahren, die etwas unterschiedliche Grenzwerte angeben. Die genaue Obergrenze ist auf dem Computerausdruck des Labors zur Orientierung zusätzlich angegeben. Fragen Sie Ihren Arzt, wenn Ihnen die Grenzwerte des Labors unklar sind. International gebräuchlich war bisher der Vergleich mit den Messmethoden der bislang größten Typ-1-Studie, der amerikanischen DCCT. Der Normalbereich für Nichtdiabetiker liegt bei dieser Methode zwischen 4,0 und 6,1 %. Die internationale Vereinigung für klinische Chemie (IFCC) hat in den letzten Jahren eine besser standardisierte Methode vorgeschlagen, die inzwischen von den meisten Labors als HbA1c (IFCC) auf dem Befundausdruck angegeben wird. Der Normbereich für diese Methode liegt zwischen 2,0 und 4,2 %. Mit allen Angaben zum HbA1c beziehen wir uns in diesem Buch auf die bisherige Methode. Einige Kliniken verwenden als Alternative den Fructosamin-Test, der die Stoffwechsellage der letzten zwei Wochen abbildet. Er ist aber weniger aussagekräftig als der HbA1c-Wert.

## Bewertung der Ergebnisse

Je höher der HbA1c-Wert ist, desto höher ist das Risiko von Folgeerkrankungen. Werte nahe der Obergrenze des Normbereichs zeigen ein geringes Risiko an, stark erhöhte Werte bedeuten eine rasante Risikozunahme. Bei einem HbA1c-Wert von über 7,5 % sollte die Therapie überprüft werden mit dem Ziel, durch Therapieveränderungen eine Absenkung des Werts zu erreichen.

Die Normalisierung des HbA1c bedeutet oft eine Zunahme von Unterzuckerungen. Je mehr Unterzuckerungen vorkommen, desto geringer ist in der Regel die empfundene Lebensqualität. Normale HbA1c-Werte werden daher nur für die Schwangerschaft empfohlen, um die Entwicklungsrisiken für das werdende Kind gering zu halten (☞ Kap. 13).

Jeder Mensch mit Diabetes muss für sich entscheiden, welche HbA1c-Werte er anstrebt. Er wird dabei die Risiken berücksichtigen, die er vermeiden will. Dabei spielen verschiedene Aspekte eine Rolle: was jemand bereit ist, für die Therapie zu tun; wie hoch der Anspruch an eine unbeeinträchtigte Lebensqualität ist; die Angst vor Folgeerkrankungen, aber auch vor Unterzuckerungen. Nicht immer sind normnahe HbA1c-Werte empfehlenswert, etwa bei Problemen mit Unterzuckerungen oder bei Augenhintergrundveränderungen aufgrund einer länger bestehenden schlechten Stoffwechsellage (☞ S. 143). Viele Betroffene geben der Vermeidung von Folgeerkrankungen eine so hohe Priorität, dass sie alles tun, um niedrige HbA1c-Werte zu erreichen. Die Risiken von Unterzuckerungen werden dabei manchmal unterschätzt (☞ S. 103).

Tabelle 1 erlaubt Ihnen, grob abzuschätzen, wie hoch der HbA1c-Wert wahrscheinlich ausfallen wird, wenn die Blutzuckerwerte durchschnittlich in einer bestimmten Höhe liegen.

| Blutzuckerwert | | HbA1c % (DCCT) | HbA1c % (IFCC) | Blutzuckerwert | | HbA1c % (DCCT) | HbA1c % (IFCC) |
|---|---|---|---|---|---|---|---|
| (mg/dl) | (mmol/l) | | | (mg/dl) | (mmol/l) | | |
| 65 | 3,5 | 4,0 | 2,0 | 240 | 13,5 | 9,0 | 7,5 |
| 100 | 5,5 | 5,0 | 3,1 | 275 | 15,5 | 10,0 | 8,6 |
| 135 | 7,5 | 6,0 | 4,2 | 310 | 17,5 | 11,0 | 9,7 |
| 170 | 9,5 | 7,0 | 5,3 | 345 | 19,5 | 12,0 | 10,8 |
| 205 | 11,5 | 8,0 | 6,4 | | | | |

Die Schätzungen ergeben sich nach den Daten der DCCT-Studie nach einer Analyse von Rohlfing u. a. (Diabetes Care 25, 2002, 275–278). Die Umrechnung auf die HbA1c-Werte nach der Version der IFCC erfolgte nach der Formel: (IFCC A1c) = 1,093 (DCCT A1c) – 2,35.

Tab. 1: Durchschnittliche Blutzuckerwerte und geschätzte HbA1c-Werte

# Ich teste mich selbst

## Fragen zum Thema „Der HbA1c-Wert"

Antworten ☞ S. 197

1. Der HbA1c-Wert

   a) ist unwichtig, wenn man regelmäßig den Blutzucker testet

   b) ist nur für den Arzt interessant

   c) verändert sich durch jede Blutzuckerschwankung

   d) zeigt, wie der Blutzucker die letzten 8–12 Wochen lag

   e) sollte immer unter 6 % liegen

2. Einen normalen HbA1c-Wert sollte man anstreben

   a) bei häufigen Unterzuckerungen

   b) in der Schwangerschaft

   c) bei schlechter Unterzuckerungswahrnehmung

   d) immer

# 4 Die Stoffwechselselbst-kontrolle

Die Stoffwechselselbstkontrolle ist Ihr wichtigstes Hilfsmittel bei der Steuerung des Blutzuckers. Sie gibt Ihnen Sicherheit, weil Sie Über- und Unterzuckerungen rechtzeitig erkennen können, und sie spiegelt wider, wie korrekt Ihre Insulinanpassung war.

Ihre wichtigsten Selbstkontrollen sind Blutzuckermessungen und das Testen des Urins auf Azeton.

## 4.1 Die Blutzuckerselbstkontrolle

Bei der Blutzuckerselbstkontrolle misst man die Zuckerkonzentration im Blut in mg/dl oder mmol/l. Eine Umrechnungstabelle finden Sie in der Innenklappe der hinteren Umschlagseite. Die Messung lässt sich mit Blutzucker-Teststreifen leicht durchführen und gibt Ihnen Auskunft über die aktuelle Blutzuckerhöhe. In diesem Buch stellen wir Ihnen eine Behandlung des Diabetes vor, bei der Sie die jeweilige Insulindosis mit Hilfe des aktuellen Blutzuckerwertes anpassen können. Wir empfehlen vier Messungen am Tag: vor den Hauptmahlzeiten und vor dem Schlafengehen. In jeder unsicheren Situation, z. B. beim Sport, auf Reisen und bei Krankheit, sollten Sie jedoch vermehrt testen.

Bei Verdacht auf Unterzuckerung empfiehlt es sich, zuerst Traubenzucker zu essen und erst danach den Blutzucker zu messen (☞ S. 109).

Für die schmerzarme Blutentnahme gibt es Stechhilfen mit spitzgeschliffenen Lanzetten und veränderbarer Einstichtiefe (☞ Abb. 2). Die Hersteller empfehlen das Wechseln der Lanzette nach jeder Benutzung. Einige Diabetiker benutzen keine Stechhilfe, sondern nur die Lanzetten oder die Kanülen der Spritzen oder Pens. Weniger gut geeignet sind die herkömmlichen Blutlanzetten, weil sie regelrechte Risse verursachen und schmerzhafter sind.

Entnehmen Sie sich das Blut seitlich aus der Fingerbeere oder aus dem Ohrläppchen. Durch Massieren der Finger können Sie vorher die Durchblutung fördern. Waschen Sie sich vorher die Hände, falls sich Reste zuckerhaltiger Nahrungsmittel oder Creme am Finger befinden. Um die Finger zu entlasten, werden inzwischen auch Dau-

menballen, Arme, Bauch und Oberschenkel zur Blutzuckerselbstkontrolle von der Industrie empfohlen. Sie benötigen dazu Testge-
räte, die wenig Blut brauchen. Um Ungenauigkeiten der Messergeb-
nisse zu vermeiden, soll die Haut vor der Messung gerieben werden.
Studien zeigen aber, dass bei schnellem Blutzuckeranstieg oder Blutzuckerabfall die gemessenen Werte bis zu 30 Minuten „hinterherhin-
ken" können. Bei einer Unterzuckerung mit einem am Finger gemessenen Blutzucker von 50 mg/dl, kann zeitgleich am Arm noch ein
Blutzucker von 130 mg/dl angezeigt werden. Zur Sicherheit sollte
bei Verdacht auf Unterzuckerung oder stark schwankenden Blutzuckerwerten die Messung am Finger oder am Ohr vorgenommen
werden.

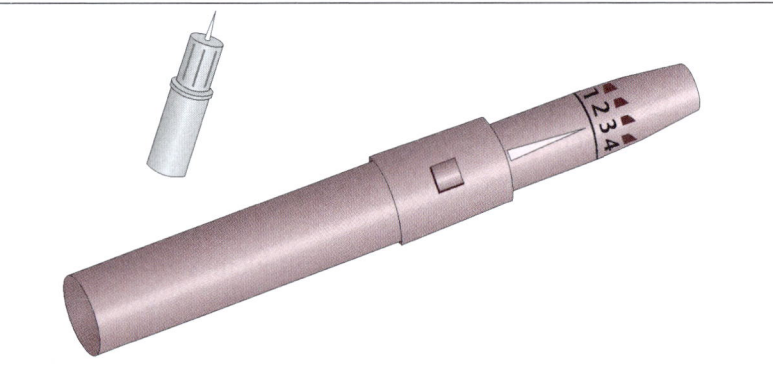

Abb. 2: Stechhilfe mit einstellbarer Stichtiefe und Lanzette [L157]

Seit Jahren hoffen alle Betroffenen auf eine Möglichkeit, den Blutzucker „unblutig" zu messen. Trotz Entwicklung einiger im Labor
funktionierender Systeme konnte bislang kein alltagstaugliches
Gerät angeboten werden (Stand 2006).

## Blutzuckermessgeräte

Es stehen viele Messgeräte zur Auswahl. Sie arbeiten entweder nach
dem photometrischen Verfahren (optische Messung) oder dem Bio-
sensor-Verfahren (elektrische Spannungsmessung). Die Messzeiten
liegen zwischen 5 und 30 Sekunden. Es werden zwischen 0,3 (steck-
nadelkopfgroß) und 5 Mikroliter Blut benötigt (größerer Tropfen).

Die Werte eines guten Blutzuckermessgerätes weichen nicht mehr
als 15 % vom Laborwert ab. Überprüfen Sie regelmäßig bei Ihrem
Arzt durch Parallelmessung mit einem Laborgerät, ob Ihr Gerät genau genug misst. Für einige Blutzuckermessgeräte werden auch

Kontrolllösungen oder Chips zur Überprüfung der Genauigkeit angeboten. Die meisten Messgeräte haben einen Speicher für die gemessenen Werte und die dazugehörigen Daten. Einige erlauben es, diese Daten zur statistischen Auswertung in Computerprogramme einzuspeisen. Genauere Informationen können Sie den Geräteprospekten entnehmen, die sie in Apotheken oder bei Diabetesversandhändlern erhalten.

Bitte beachten Sie die Temperaturempfehlungen und führen Sie den Messvorgang korrekt durch (Geräteanweisung beachten). Wenn Ihnen ein Wert nicht plausibel erscheint, wiederholen Sie die Messung.

## Fehlerquellen bei der Blutzuckermessung

Alle Messverfahren liefern unter extremen Bedingungen falsche Werte. Es gibt verschiedene Ursachen für die Ungenauigkeit bei einer Blutzuckermessung:

- **Unsaubere Finger**: Schmutz, Zucker, Obst, Saft, Limonade, Creme, Deo usw.,

- **Blutentnahme**: Ist der Blutstropfen zu klein, wird der Blutzucker falsch niedriger. Durch Quetschen des Fingers tritt Gewebsflüssigkeit aus, dadurch wird der Blutzucker falsch niedriger. Wartet man über eine Minute mit dem Auftragen des Bluts auf den Teststreifen, wird der Blutzucker falsch höher,

- **Messumgebung**: zu hohe oder zu niedrige Temperatur,

- **Teststreifen/Sensoren**: Teststreifen falsch eingeführt, Haltbarkeitsdatum abgelaufen, Kratzer oder mechanische Beschädigung, Schmutz, Teststreifenröhre offen gelassen (Luftfeuchtigkeit), Teststreifen bei extremer Temperatur gelagert,

- **Code**: die eingegebene Codenummer im Blutzuckermessgerät stimmt nicht mit dem Code der Teststreifen überein,

- **falsche Maßeinheit eingestellt:** z.B. mmol/l statt mg/dl,

- **das Blutzuckermessgerät beim Ablesen des Blutzuckers falsch herum gehalten:** statt 66 wurde 99 abgelesen.

Einige der aufgeführten Ursachen werden von den Blutzuckermessgeräten als Fehler- oder Errormeldung angezeigt.

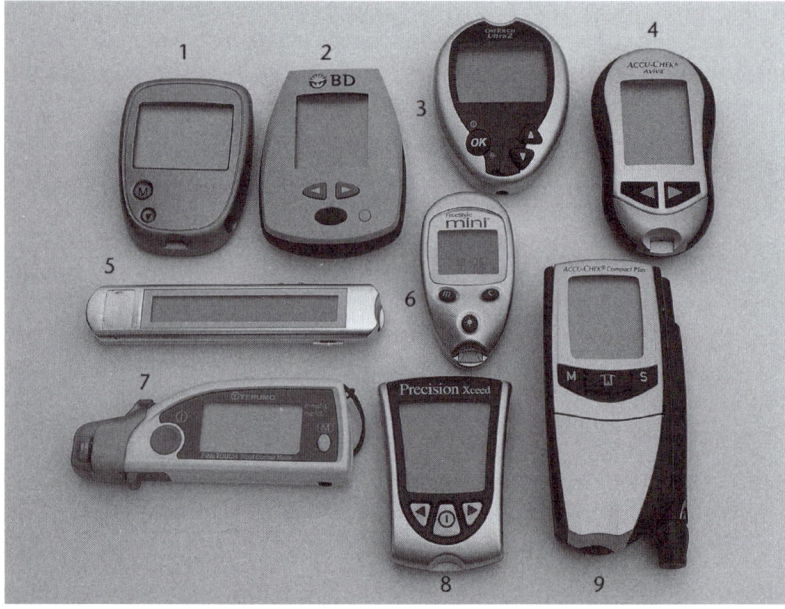

Abb. 3: Beispiele für Blutzuckermessgeräte
    1 Ascensia Contour (Bayer)
    2 BD Logic (Becton Dickinson)
    3 One Touch Ultra 2 (LifeScan)
    4 Accu-Chek Aviva (Roche Diagnostics)
    5 MWD Pensensor (Hahn und Hahn)
    6 FreeStyle mini (Abbott Diabetes Care)
    7 FINETOUCH (TERUMO)
    8 Precision Xceed (Abbott Diabetes Care)
    9 Accu-Chek Compact Plus (Roche Diagnostics)

## 4.2   Erkennen von Insulinmangel: Ketonkörperbestimmung im Harn

Um eine bedrohliche Entgleisung des Stoffwechsels (Ketoazidose) von einem problemlos korrigierbaren hohen Blutzucker unterscheiden zu können, ist der Test auf Ketone im Urin wichtig. Bitte achten Sie darauf, dass Sie immer Teststreifen zur Verfügung haben. Testen Sie Azeton möglichst im „frischen" Urin, um die aktuelle Situation zu erfassen (☞ S. 21). Wenn der Teststreifen zwei- bis dreifach positive Azetonausscheidung anzeigt (++ bis +++) , müssen Sie sich sofort schnellwirkendes Insulin nach einem bestimmten Schema zuführen, körperliche Anstrengung vermeiden und viel Wasser trinken (☞ S. 99).

**Testen Sie in jedem Fall auf Azeton:**

• wenn der Blutzucker mehrfach über 240 mg/dl liegt,

• bei Übelkeit und/oder Erbrechen und/oder Bauchschmerzen,

• bei fieberhaftem Infekt,

• bei hohem Blutzucker vor Sport (☞ S. 118).

Testen Sie routinemäßig auf Azeton, auch wenn die Testung häufig negativ war.

Übrigens: Azeton wird immer dann ausgeschieden, wenn vermehrt Fett abgebaut wird. Wenn Sie z.B. gerade an Gewicht abnehmen, kann auch bei normalem Blutzucker Azeton ausgeschieden werden. Das ist harmlos.

# 4.3   Die Harnzuckerselbstkontrolle

Normalerweise ist der Harn zuckerfrei. Erst wenn der Blutzucker die Nierenschwelle überschreitet, tritt Glukose aus dem Blut in den Harn über. Deswegen kann der Harnzuckertest Blutzuckerwerte unterhalb der Nierenschwelle nicht erfassen. Die Nierenschwelle ist der individuelle Blutzuckerwert, bei dem die Niere beginnt, Zucker auszuscheiden. Sie liegt bei Erwachsenen meist bei etwa 180 mg/dl Blutzucker.

Das Auftreten von Harnzucker bedeutet, dass der Blutzucker seit dem letzten Wasserlassen die Nierenschwelle überschritten hat. Zum Testzeitpunkt kann der Blutzucker schon wieder normal oder sogar zu niedrig sein. Nur wenn Sie „frischen Urin" nehmen, der sich 10–15 Minuten nach dem letzten Wasserlassen neu gebildet hat, sagt Ihnen ein positiver Harnzuckertest, dass auch der Blutzucker jetzt gerade über der Nierenschwelle liegt.

Der Harnzuckertest wurde beim Typ-1-Diabetes durch den Blutzuckertest verdrängt, weil er für eine Insulinanpassung zu ungenau ist.

## 4.4   Der Test auf Mikroalbuminurie

Eine diabetesbedingte Nierenerkrankung kann man frühzeitig durch die Untersuchung des Urins auf eine geringfügig erhöhte Eiweißausscheidung (Mikroalbuminurie) erkennen. Außer der genauen Messung im Labor stehen auch Teststreifen zur Selbstkontrolle zur Verfügung, z. B. der Micral-Test II. Man testet innerhalb einer Woche an 3 Tagen den Morgenurin. Wenn zwei von drei Urinproben positiv sind (Albumin über 20 mg/l), sollten Sie Ihren Diabetesarzt informieren. Er wird die Diagnose durch Laborwerte sichern und die Konsequenzen mit Ihnen besprechen (☞ S. 145). Sport, eine schlechte Stoffwechsellage, schlechte Blutdruckeinstellung und Harnwegsinfekte können das Ergebnis verfälschen. Bitte beachten Sie, dass der Micral-Test II im Kühlschrank gelagert werden muss, und lesen Sie vor der Anwendung die Gebrauchsanweisung.

## Ich teste mich selbst

### Fragen zum Thema „Stoffwechselkontrolle"

Antworten ☞ S. 198

1.  Wann testen Sie routinemäßig Ihren Blutzucker?

2.  Wann untersuchen Sie Ihren Urin auf Azeton?

3.  In welchen Situationen sollten Sie Ihren Blutzucker vermehrt testen?

4.  Bei welchem Blutzuckerwert liegt im Mittel die Nierenschwelle?

5.  Wie hoch ist der Blutzucker, wenn der Harnzuckerstreifen 0 % anzeigt?

6.  Frage für Spezialisten: Wann kann es zu folgendem Testergebnis kommen:
    Azeton (+), Blutzucker 80 mg/dl?

7.  Wozu dient der Micral-Test II?

# 5 Insulinlagerung, Spritztechnik und Injektionshilfen

## 5.1 Wie man Insulin lagert

Insulin ist ein Eiweißstoff und deshalb nur begrenzt haltbar. Auf jedem Fläschchen oder jeder Patrone findet sich ein Verwendbarkeitsdatum, das sich auf die vorschriftsmäßige Lagerung von 2–8 °Celsius bezieht. Ihr Insulin sollten Sie deshalb im Gemüse- oder Butterfach des Kühlschranks aufbewahren. Bei Zimmertemperatur können Sie unbedenklich gerade in Gebrauch befindliche Insulinfläschchen bzw. Insulinpatronen 4 Wochen aufbewahren. Das Risiko der Überwärmung wird oft überschätzt. Schützen Sie das Insulin aber vor Temperaturen über 37 °Celsius, direktem Sonnnenlicht und Frost.

Zum Schutz gegen höhere Temperaturen können Sie Ihr Insulin auf Reisen zwischen Kleidungsstücke, in einer kalt ausgespülten Thermoskanne, in Styropor oder in einer Kühltasche lagern. Sehr einfach zu handhaben sind von der Industrie entwickelte kleine Kühlelemente, die man vor Gebrauch kurz in kaltes Wasser legt (Handelsname Frio-cooling). Die im Element enthaltenen Kristalle dehnen sich aus und bilden ein kühlendes Gel. Es hält die Temperatur über 3–5 Tage.

Gegen Kälte, z. B. beim Wintersport, schützen Sie das Insulin am besten mit Hilfe Ihrer Körperwärme, z. B. in der inneren Jacken- oder Hemdtasche oder in einer Gürteltasche unter dem Pullover.

Wenn das Insulin sein Aussehen verändert, z. B. sich verfärbt, schlierig wird oder ausflockt, dann sollten Sie es nicht mehr verwenden, da die Wirkung nicht mehr gewährleistet ist. Das gilt ebenfalls für gefrorenes Insulin.

## 5.2 Auf verschiedene Insulin-konzentrationen achten

Es gibt verschiedene Insulinkonzentrationen: z. B. 40, 80 oder 100 Einheiten pro Milliliter (ml). Die Konzentration des Patroneninsulins für die Pens beträgt 100 Einheiten pro ml (U 100). Insulinfläschchen enthalten in Deutschland meist 40 Einheiten pro ml (U 40). Die Insuline der Hersteller Lilly und Berlin-Chemie gibt es nur in einer Konzentration von 100 Einheiten pro ml (U 100). Analoginsuline sind generell nur in U 100 erhältlich. Falls Sie Spritzen benutzen: Achten Sie bitte immer darauf, dass Sie Insulin U-40 mit Spritzen für U-40, Insulin U-100 mit Spritzen für U-100 aufziehen ( Abb. 4). Spritzen für Insulin U-100 erkennen Sie an der orangefarbenen Kappe und der Aufschrift „U-100 Insulin".

**!**

Wenn Sie irrtümlicherweise Insulin aus einer Pen-Patrone (U-100-Insulin) mit einer Insulinspritze U-40 aufziehen, spritzen Sie zweieinhalbmal so viel Insulin wie es die Skala der Insulinspritze anzeigt!

Besorgen Sie sich deshalb vorsorglich U-100-Spritzen für den Fall, dass der Pen einmal nicht funktioniert.

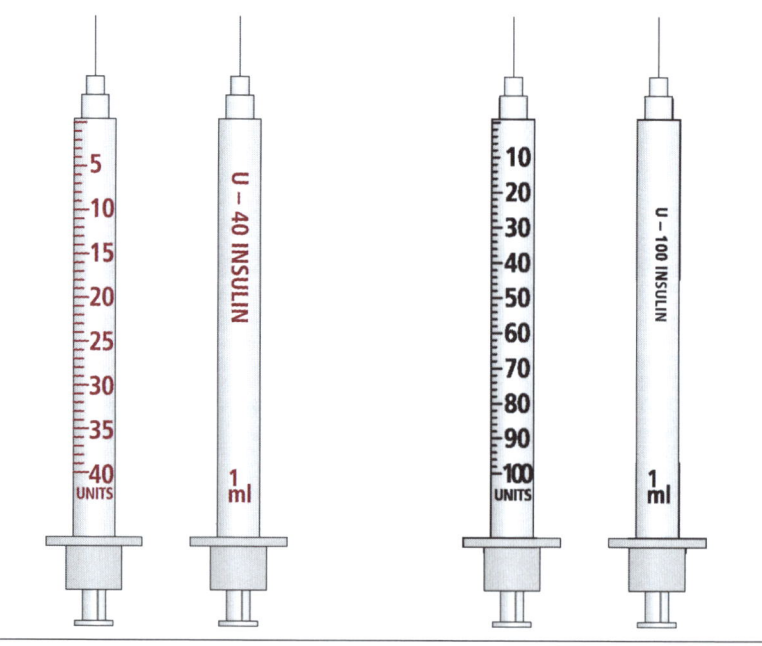

Abb. 4:  Skalen und Aufschriften von Insulinspritzen (U-40 und U-100) [L157]

Haben Sie nicht die für Ihr Insulin passende Spritze zur Verfügung, können Sie sich im Notfall durch korrektes Umrechnen helfen:

1. **Sie haben Insulin U-100, aber nur eine Spritze für Insulin U-40 zur Verfügung:**

   Teilen Sie die Anzahl der Einheiten, die Sie spritzen wollen, durch 2,5.

   Beispiel: Sie wollen 10 Einheiten spritzen. Ziehen Sie dann Insulin nur bis zum Teilstrich 4 auf.

2. **Sie haben Insulin U-40, aber nur eine Spritze für Insulin U-100 zur Verfügung:**

   Multiplizieren Sie die Anzahl der Einheiten, die Sie spritzen wollen, mit 2,5.

   Beispiel: Sie wollen 10 Einheiten spritzen: Ziehen Sie dann Insulin bis zum Teilstrich 25 auf.

## 5.3 Wie man Insulin mit der Spritze aufzieht

Moderne Insulinspritzen sind Plastikspritzen mit eingeschweißter Kanüle und gut sichtbarer Skala. Unter Beachtung der Insulinkonzentration können Sie mit Spritzen sowohl aus Insulinfläschchen als auch aus Patronen Insulin aufziehen.

### So ziehen sie ein Insulin aus einem Insulinfläschchen auf

1. Trübes Verzögerungsinsulin muss mindestens 20-mal geschwenkt oder in der flachen Hand gerollt werden. Hierbei nicht stark schütteln, da es sonst zu störenden Luftbläschen kommt.;

2. Spritzen Sie zuerst etwa so viel Luft in das Fläschchen, wie Sie Insulin entnehmen wollen. Wenn Sie dies nicht tun, haben Sie im Fläschchen bald einen Unterdruck, der den Kolben beim Aufziehen zurückrutschen lässt. Ziehen Sie den Spritzkolben bis zur gewünschten Menge heraus, stechen Sie die Nadel durch den Gummistopfen und spritzen Sie Luft in die Flasche. Die Flasche dabei auf dem Tisch stehen lassen.

3. Insulin aufziehen: Spritze und Flasche umdrehen, senkrecht halten, etwa 1–2 Einheiten mehr aufziehen als Sie brauchen und Spritze aus der Flasche ziehen. Luft nach oben Richtung Nadel klopfen und mit dem überschüssigen Insulin wegspritzen.

## So mischen Sie Insulin aus zwei Fläschchen in einer Spritze

Manche Diabetiker mit Basis-Bolus-Therapie mischen z. B. morgens ihr Verzögerungsinsulin mit kurzwirkendem Insulin, um eine Injektion zu sparen. Bedenken Sie, dass Sie nur Insuline mit der gleichen Konzentration mischen dürfen. Achtung: Levemir und Lantus dürfen nicht gemischt werden (☞ S. 62).

Bewährt hat sich folgende Reihenfolge:

1. Trübes Verzögerungsinsulinfläschchen 20-mal schwenken. Dann Luft hineinspritzen. Spritze leer wieder herausziehen.

2. Anschließend Luft in das Fläschchen mit kurzwirkendem Insulin spritzen und die gewünschte Menge aufziehen.

3. Danach wird dann das Verzögerungsinsulin aufgezogen, wobei die gewünschten Einheiten zum kurzwirkendem Insulin addiert werden.

4. Bei dieser Mischtechnik dürfen Sie keine zusätzlichen Einheiten Verzögerungsinsulin in die Spritze aufziehen, da Sie beim Abspritzen auch kurzwirkendes Insulin abgeben würden.

## Insulin aus Patronen aufziehen oder mischen

Wenn Sie Insulin aus Pen-Patronen in eine Spritze aufziehen wollen, verwenden Sie unbedingt U-100-Spritzen. Sie können die Spritze direkt durch die vordere Gummimembran stechen und die gewünschten Einheiten sowie 1–2 Einheiten zusätzlich herausziehen. Der hintere Gummistopfen wird dabei mit angesaugt. Nach dem Herausziehen der Spritze aus der Patrone halten Sie die Spritze mit der Nadel nach oben und spritzen die überflüssigen Einheiten zum Entlüften der Spritze in die Luft. Wollen Sie zwei Insuline mischen, müssen Sie die zweite Menge genau dazu aufziehen, weil eine Korrektur nicht möglich ist (siehe oben).

# 5.4   Injektionshilfen (Pens)

Die von der Industrie angebotenen Spritzhilfen nennen sich Pens. Sie haben etwa die Größe und Form von Kugelschreibern oder Füllfederhaltern (☞ Abb. 5). Zu den einzelnen Geräten gehören passende Insulinpatronen. Man spritzt durch Drehen oder durch Drücken des Dosierknopfes das Insulin in das Unterhautfettgewebe. Viele Diabetiker, besonders die, die mehrere Injektionen am Tag durchführen, finden die Injektion mit dem Pen einfacher und unterwegs bequemer als mit der herkömmlichen Spritze. Auch Sehbehinderte können mit einem Pen die Insulinmenge exakt dosieren. Es ist nur sinnvoll, einen Pen zu verwenden, wenn man ihn regelmäßig benutzt. Üben Sie die Handhabung des Pens in einer Schulung oder beim Hausarzt und lesen Sie sich die Gebrauchsanweisung sorgfältig durch.

Zur Durchführung der Basis-Bolus-Therapie sind die Spritzhilfen am günstigsten, die Insulin in Einerschritten (bei niedrigem Insulinbedarf in halben Einheiten) abgeben können.

Jeder Insulin-Hersteller bietet passende Pens für seine Insulinpatronen an. Da sich die Patronen unterscheiden, ist es nicht sinnvoll, Patronen und Pens verschiedener Hersteller zu kombinieren. Eine Ausnahme bilden die Pens der Firmen Haselmeyer und Owen Mumford.

Wer es besonders einfach haben möchte, kann auf sog. Einmal-Pens zurückgreifen. Die meisten Insuline werden mittlerweile in dieser Form angeboten.

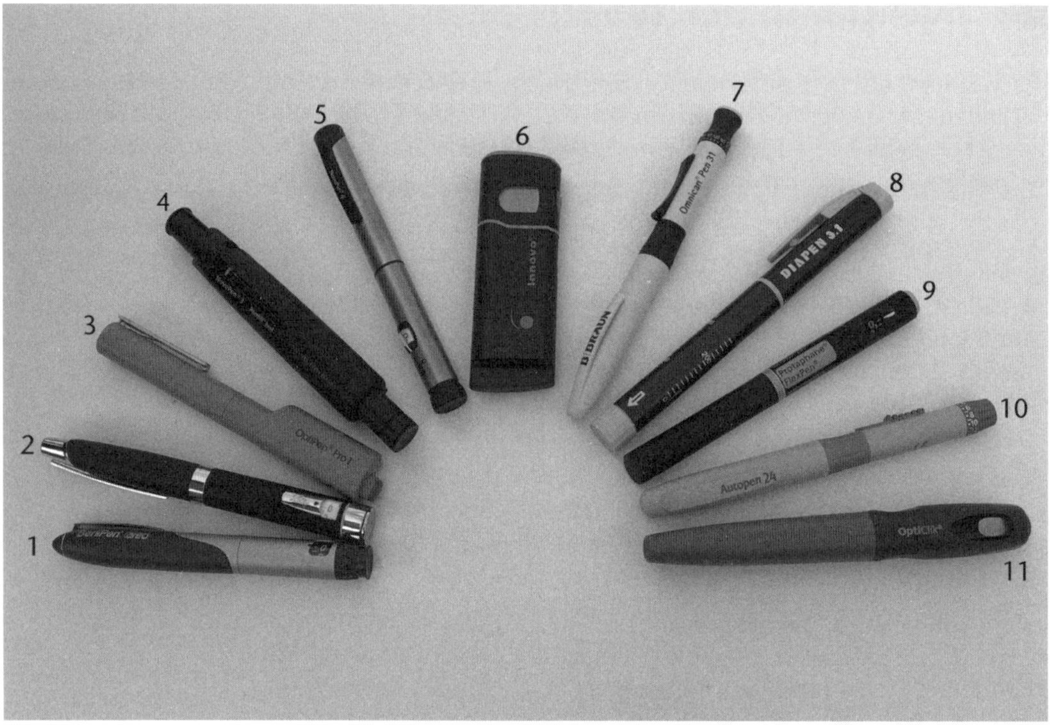

Abb. 5:  Beispiele für Insulin-Pens
     1  BerliPen areo (Berlin-Chemie)
     2  HumaPen Luxura (Lilly)
     3  OptiPen Pro 1 (Aventis)
     4  NovoPenmate (Novo Nordisk)
     5  NovoPen 4 (Novo Nordisk)
     6  Innovo (Novo Nordisk)
     7  Omnican Pen 31 (Braun)
     8  DIAPEN 3.1 (Haselmeier)
     9  Flexpen (Novo Nordisk, Einmalpen)
    10  Autopen 24 (Owen Mumford)
    11  OptiClik (Aventis)

DIAPEN 3.1 und NovoPenmate sind besonders bei Spritzangst geeignet

## Was ist beim Pen zu beachten?

1. Bevor Sie mit dem Pen spritzen, sollten Sie immer 1–2 Einheiten Insulin in die Luft spritzen, um zu überprüfen, ob er funktionsfähig ist. Wiederholen Sie den Vorgang, bis Insulin aus der Kanüle austritt.

2. Der Pen für trübes Verzögerungsinsulin muss vor dieser Funktionsprobe 20-mal geschwenkt werden. Die Insulininjektion sollte direkt anschließend erfolgen.

3. Falls der Pen nicht funktioniert, können Sie das Insulin mit einer Spritze injizieren. Bedenken Sie, dass das Insulin in den Patronen stärker konzentriert ist (U-100) als in den Insulinfläschchen (U-40)! Besorgen Sie sich für Notfälle Spritzen für Insulin U-100 (☞ S. 24), um das Insulin aus der Patrone aufziehen zu können.

4. Sollten Sie einmal eine größere Luftblase in der Patrone entdecken, können Sie versuchen, sie so zu entfernen: Pen senkrecht mit der Nadel nach oben halten, Luftblase Richtung Nadel klopfen und einige Einheiten Insulin abgeben.

# 5.5  Die Insulininjektion

Normalerweise wird Insulin in das Unterhautfettgewebe gespritzt (subkutan, ☞ Abb. 6). Wenn Sie das Insulin in einen Muskel spritzen (intramuskuläre, tiefere Injektion), wird aufgrund der stärkeren Durchblutung eine schnellere Aufnahme (Resorption) erfolgen. Geschulte Diabetiker setzen diese Spritztechnik zuweilen gezielt ein, z.B. zur schnelleren Senkung erhöhter Blutzuckerwerte. Unbeabsichtigt angewandt, kann die intramuskuläre Injektion Unterzuckerungen zur Folge haben. Zu flaches Spritzen erkennt man an der Quaddelbildung, die aus der intrakutanen Injektion in die Ober- bzw. in die Lederhaut herrührt.

Die heute üblichen kurzen Nadeln der Insulin-Pens und -Spritzen von maximal 12,7 mm ermöglichen den meisten Betroffenen, nach Abheben einer Hautfalte senkrecht oder im Winkel von 45° in die Haut einzustechen. Für Personen mit wenig Unterhautfettgewebe sind Pen-Nadeln in Längen von 5, 6, 8 und 10 mm Länge erhältlich. Allerdings sind 5–6 mm lange Nadeln nur für Kinder und sehr schlanke Erwachsene sinnvoll. Zu kurze Nadeln können zu unzureichender Insulinaufnahme führen, weil das Insulin in die Lederhaut anstatt in das Unterhautfettgewebe gelangt. Wer viel Fettgewebe hat, sollte eine Nadel mit 12,7 mm Länge wählen und ohne Hautfalte senkrecht einstechen. Beachten Sie, dass die subkutane Fettschicht in der Bauchregion dicker als an Arm und Oberschenkel ist.

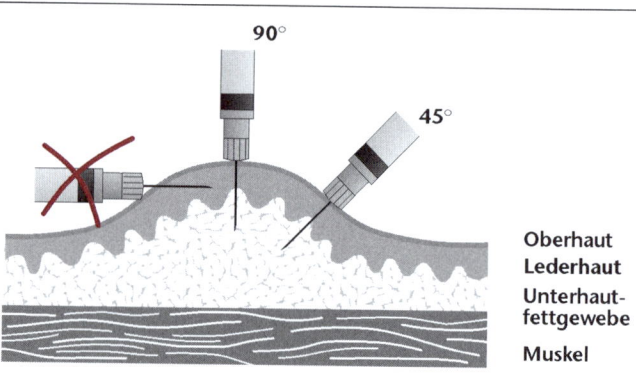

Abb. 6: Gewebeschichten und Injektionswinkel bei abgehobener Hautfalte [L157]

## Wählen Sie die Spritzregionen gezielt!

Übliche Spritzregionen sind Bauch (2 cm rund um den Bauchnabel sollten frei bleiben), Ober- und Außenseite der Oberschenkel (eine Handbreit oberhalb des Knies sollte frei bleiben), Gesäß und u.U. Außenseite der Oberarme.

Wichtig: Die Resorptionsgeschwindigkeit ist in den Spritzregionen unterschiedlich. Wahlloses Wechseln der Spritzregion führt zu Blutzuckerschwankungen:

- **In den Bauch** gespritztes Insulin wirkt am schnellsten, vor allem oberhalb des Bauchnabels. Es ist deshalb zweckmäßig, das kurzwirkende Insulin in den Bauch zu spritzen.

- **In Oberschenkel oder Gesäß** injiziertes Insulin wirkt am langsamsten. Es ist deshalb sinnvoll, das Verzögerungsinsulin in den Oberschenkel oder das Gesäß zu spritzen.

- **Der Oberarm** als Spritzregion (mittelschnelle Aufnahme) ist umstritten. Hier steht für die Injektion nur eine kleine Fläche zur Verfügung, so dass Hautveränderungen häufiger vorkommen. Außerdem erfolgt die Injektion (ohne Hautfalte) hier oft unbeabsichtigt intramuskulär. Wenn Sie dennoch den Oberarm wählen, verwenden Sie eine kurze Pen-Nadel.

# Wie Sie Gewebeveränderungen an den Injektionsstellen verhindern können

Ein häufiger Grund für unberechenbare Blutzuckerschwankungen sind Veränderungen an immer wieder verwendeten Spritzstellen. Was im Einzelnen passiert:

- Es bilden sich Fettgewebswucherungen (Lipohypertrophie) (☞ Abb. 7).

- Weiße Blutkörperchen und Fresszellen entstehen. Sie können das Insulin zerstören.

- Es bildet sich schlecht durchblutetes Narbengewebe, so dass sich das Insulin langsamer resorbiert als normalerweise.

- Es können sich auch neue Blutgefäße bilden, so dass in Nähe dieser Gefäße gespritztes Insulin schneller und besser resorbiert wird.

Die Veränderungen führen in der Regel zu einem erhöhten Insulinbedarf, aber auch zu schwankender Resorption. Erhöht man im Rahmen der Dosisanpassung die Insulinmengen, kann es beim Wechsel der Injektionsstellen zu unerwarteten Unterzuckerungen kommen.

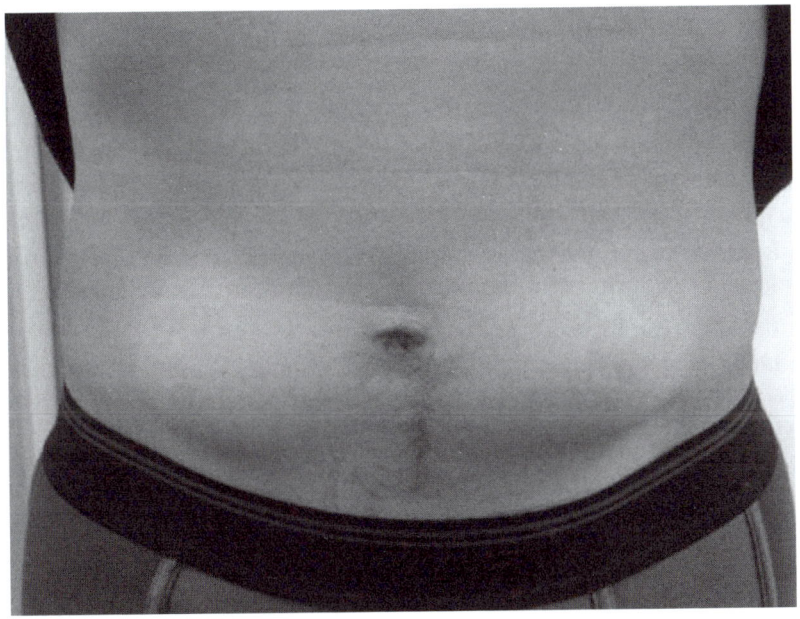

Abb. 7: Veränderungen an den Injektionsstellen

Wechseln Sie deshalb regelmäßig die Einstichstellen innerhalb einer Spritzregion. Nutzen Sie die gesamte Fläche und überlegen Sie sich selbst ein Schema, nach dem Sie vorgehen. Spritzen Sie außerdem nicht in Verhärtungen, blaue Flecken, Krampfadern oder Narben. Injizieren Sie nicht mehr in die veränderten Spritzstellen.

**Weitere Hinweise zur Spritztechnik**

- Hautdesinfektion ist bei normaler Körperhygiene wegen der desinfizierenden Wirkung der Insulinzusätze nicht nötig.

- Nehmen Sie die Spritze oder den Pen wie einen Bleistift in die Hand und bilden Sie, wenn Sie schlank sind,  mit der anderen Hand eine Hautfalte.

- Stechen Sie die Nadel senkrecht oder im Winkel von 45° in ganzer Länge in die Hautfalte. Bei dickerer Haut können Sie die Hautfalte beim Spritzen loslassen.

- Drücken Sie den Kolben der Spritze nach unten bzw. betätigen Sie Ihren Pen entsprechend der Gebrauchsanweisung. Sollte nach der Injektion ein Blutstropfen aus dem Stichkanal austreten, haben Sie vermutlich ein kleines Gefäß getroffen. Vielleicht bekommen Sie auch einen blauen Fleck. Beides ist harmlos.

- Wenn Sie mit einem Pen spritzen: Warten Sie 10 Sekunden, bevor Sie die Nadel aus der Haut ziehen.

- Wenn regelmäßig etwas Insulin aus der Spritzstelle zurückfließt, kann Folgendes helfen: Lockern Sie die Hautfalte beim Spritzen. Injizieren Sie langsamer als sonst, und warten Sie einige Sekunden länger, bevor Sie die Nadel herausziehen. Spritzen Sie für das zurückgeflossene Insulin nichts nach. Die Menge kann man nicht genau genug abschätzen. Sie liegt meist unter einer Einheit.

## Mehrfachverwendung von Pen-Nadeln und Spritzen?

Pen-Nadeln und Einmalspritzen sind zum einmaligen Gebrauch vorgesehen. Nur dann ist vom Hersteller eine Garantie für die korrekte Funktion gegeben. Viele Betroffene verwenden jedoch Pen-Nadeln und Spritzen mehrfach. Eine erhöhte Gefahr für Infektionen an den Einstichstellen entsteht dadurch wegen der desinfizierenden Zusätze zum Insulin in der Regel nicht. Allerdings sind gebrauchte Nadeln stumpfer und verletzen das Gewebe mehr als nötig.

# Tipps und Tricks rund um die Insulininjektion

- Verhärtungen und Fettgewebswucherungen (Beulen) an den Spritzstellen sind heute die häufigsten Probleme an den Spritzarealen. Ursache ist ständiges Spritzen in gleiche Stellen. Injizieren Sie nicht mehr in diese Stellen, damit sich die Fettgewebswucherung bzw. Verhärtung zurückbilden kann. Haben Sie Geduld, die Rückbildung kann Monate dauern. In einigen Fällen bilden sich die Hautveränderungen nicht zurück (☞ S. 31).

- Besonders Frauen neigen zu „blauen Äderchen" an den Oberschenkeln. Diese Stellen sollten Sie beim Spritzen umgehen, wenn sie blaue Flecken vermeiden wollen.

- Achtung: Wärme, z.B. durch ein heißes Bad, Sonnenbaden, Sauna oder langes Reiben der Injektionsstelle (mindestens 5–10 Minuten), kann die Insulinaufnahme ins Blut beschleunigen. Sie müssen dann mit einer schnelleren, verstärkten Insulinwirkung rechnen. Kälte wirkt entgegengesetzt.

- Wenn sie gezielt die Wirkung Ihres kurzwirkenden Insulins beschleunigen wollen, spritzen Sie direkt in einen Muskel, z.B. in die Wade bzw. den Ober-/Unterarm. Muskeln sind generell besser durchblutet. Bei hohen Blutzuckerwerten, z.B. vor einem Essen im Restaurant, können Sie sich dies zunutze machen.

- Haben Sie vor jeder Spritze fast unüberwindbare Angst, sprechen Sie bitte einen Psychotherapeuten an, bei dem Sie lernen können, Ihre Spritzenangst zu überwinden. Hilfreich können Pens sein, deren Nadel verdeckt ist (☞ Abb. 5, S. 28) oder Dosierhilfen, die das Insulin nadellos mit Druck unter die Haut transportieren. Lassen Sie sich von Ihrem Diabetesteam beraten.

# Insulininjektion durch Angehörige

Um unabhängig zu sein, sollte jeder Diabetiker in der Lage sein, das Insulin selbst zu spritzen. Für Notsituationen ist es aber sehr hilfreich, wenn Partner, Verwandte oder Freunde Insulin spritzen können.

Ein weiterer Vorteil: Wer Insulin spritzen kann, hat auch weniger Angst, bei einer schweren Unterzuckerung mit Bewusstlosigkeit dem Partner Glukagon (☞ S. 109) zu spritzen!

# Ich teste mich selbst

## Fragen zum Thema „Insulinlagerung, Spritztechnik und Injektionshilfen"

Antworten ☞ Anhang S. 198

1.  Sie wollen Insulin aus einer Pen-Patrone aufziehen. Welche Spritze benötigen Sie dazu?

    a) U-100-Spritze

    b) U-40-Spritze

2.  Wie sollen Insulinreserven gelagert werden?

    a) bei Zimmertemperatur

    b) im Kühlschrank

    c) im Tiefkühlschrank

3.  Wann sollte das Insulin nicht mehr benutzt werden?

    a) wenn das Verwendbarkeitsdatum überschritten ist

    b) wenn das Insulin schlierig aussieht

    c) wenn das Insulin ausgeflockt ist

    d) wenn das Insulin die Farbe verändert hat

4.  In welchem Winkel stechen Sie bei normaler Hautdicke die Kanüle ein?

    a) 20° (flach)

    b) 45° (schräg)

    c) 90° (senkrecht)

5.  Vor dem Insulinspritzen muss die Haut desinfiziert werden.

    a) richtig

    b) falsch

6.  Welche Insulinkonzentration haben Patronen für Pens?

    a) 40 Einheiten/ml

    b) 80 Einheiten/ml

    c) 100 Einheiten/ml

7.  Warum soll man beim Insulinspritzen die Einstichstellen
    planmäßig wechseln?

8.  Wie können Sie Ihr Insulin bei einer Skiwanderung vor zu
    niedrigen Temperaturen schützen?

9.  Wie können Sie Ihr Insulin im Auto oder am Strand vor zu
    hohen Temperaturen schützen?

# 6 Ernährung

## 6.1 Allgemeine Ernährungsempfehlungen

### Diabeteskost – eine gesunde Mischkost

Ernährungsempfehlungen für Typ-1-Diabetiker wurden aufgrund neuer Erkenntnisse immer wieder verändert. Was vor 10 Jahren für alle verbindlich war, gilt heute nicht mehr. Das Wichtigste: Es gibt keine Diabetesdiät mehr. Typ-1-Diabetiker dürfen alles essen, und wie für andere Menschen auch ist für Diabetiker eine gesunde Mischkost das Beste. Für Menschen mit Typ-2-Diabetes, besonders bei mahlzeitenangepasster Insulintherapie, gilt dasselbe. Generell sind Verbote auch bei Typ-2-Diabetes nicht mehr zeitgemäß. Sinnvoll sind eine bewusste Auswahl von Nahrungsmitteln und die Beachtung der Essensmengen, wie sie in den folgenden Grundregeln erklärt werden.

Die gesunde Ernährung für alle Menschen enthält

- viele Kohlenhydrate (mehr als 50 % der Energiezufuhr),

- wenig Fett (weniger als 35 %),

- wenig Eiweiß (nicht mehr als 15 %) und

- viele Ballaststoffe (20 g Ballaststoffe pro 1000 Kcal).

Mit der früher üblichen „Diabetesdiät" haben viele Diabetiker gelernt, diesen Prinzipien einer gesunden Mischkost zuwider zu handeln. Sie essen zu wenig Kohlenhydrate und essen sich satt an Fett und Eiweiß, um Insulin zu sparen. Mit dieser ungünstigen Ernährungsweise erhöht sich das Risiko für Gefäßerkrankungen (z. B. Herzinfarkt, Schlaganfall) und Gicht. Mit den folgenden Empfehlungen können Sie diesen Weg, falls auch Sie ihn eingeschlagen haben, korrigieren und damit gleichzeitig vielen Erkrankungen vorbeugen.

Für Diabetiker kommt es nicht darauf an, Kohlenhydrate zu sparen, sondern den Kohlenhydratgehalt der Speisen und Getränke richtig einzuschätzen.

## Wenn Sie gesund essen und trinken wollen:

- Essen Sie mehr Kohlenhydrate als bisher, vor allem Vollkornprodukte, Vollkornnudeln, Naturreis, Kartoffeln, Gemüse, Salate und frisches Obst.

- Essen Sie weniger Weißmehlprodukte, Zuckerwaren, Gemüsekonserven, Früchte aus der Dose.

- Essen Sie weniger fette Fleisch-, Fisch- und Wurstwaren, weniger fette Milchprodukte und verwenden Sie weniger Streich- und Kochfett.

- Essen Sie weniger Fast-Food- und Fertigprodukte.

- Trinken Sie weniger Alkohol.

## 6.2   Welche Nahrungsmittel erhöhen den Blutzucker?

Beim Diabetes ist der Kohlenhydrat-Stoffwechsel gestört: Der Blutzucker steigt, nachdem kohlenhydratreiche Nahrungsmittel gegessen oder getrunken worden sind.

**Kohlenhydratreiche Nahrungsmittel erhöhen den Blutzucker.**

Wir unterscheiden:

1. Kohlenhydratreiche Nahrungsmittel, die den Blutzucker erhöhen.

2. Kohlenhydrathaltige Nahrungsmittel, die den Blutzucker kaum erhöhen.

3. Eiweißreiche, fettreiche und wasserreiche Nahrungsmittel, die den Blutzucker nicht erhöhen.

**1. Kohlenhydratreiche Nahrungsmittel, die den Blutzucker erhöhen**

- Getreide und Getreideprodukte, Nudeln, Reis, Mais,
- Kartoffeln und Kartoffelprodukte,
- Obst,
- Milch, Buttermilch, Dickmilch, Joghurt, Kefir,
- gezuckerte Nahrungsmittel.

Um die korrekte Menge Insulin für eine Mahlzeit zu bestimmen, brauchen Sie sich nur um Nahrungsmittel aus dieser Gruppe zu kümmern. Nur die kohlenhydratreichen Nahrungsmittel gehen in die Berechnung ein (☞ S. 40).

> **2. Kohlenhydrathaltige Nahrungsmittel, die den Blutzucker kaum erhöhen**
>
> - Hülsenfrüchte: z.B. Bohnen, Erbsen, Kichererbsen, Linsen, Sojabohnen,
> - Nüsse: z.B. Erdnüsse, Haselnüsse, Kokosnuss, Paranüsse, Walnüsse,
> - Kerne und Samen: z.B. Kürbiskerne, Leinsamen, Mandeln, Mohn, Pistazien.

Einige Nahrungsmittel enthalten zwar Kohlenhydrate, werden aber wegen ihres hohen Gehalts an Ballaststoffen oder Fett in der Ernährung des insulinbehandelten Diabetikers nicht berechnet. Sie führen in üblichen Mengen zu keinem bedeutsamen Blutzuckeranstieg.

Hülsenfrüchte sollten in ihrer Wirkung auf den Blutzucker individuell ausgetestet werden. Normalerweise führt eine Portion Hülsenfrüchte nicht zu einem wesentlichen Blutzuckeranstieg. Nüsse, Kerne und Samen bewirken durch ihren hohen Fett- und Ballaststoffgehalt nur einen geringen Blutzuckeranstieg. Bei größeren Mengen kann es zu einem verzögerten Blutzuckeranstieg kommen, den Sie am besten später mit Insulin korrigieren.

> **3. Eiweißreiche, fettreiche und wasserreiche Nahrungsmittel, die den Blutzucker nicht erhöhen**
>
> - eiweißreiche Nahrungsmittel: z.B. mageres Fleisch, magere Wurst, magerer Fisch, magerer Käse, Magerquark, Tofu (Sojabohnenquark), Eiklar,
> - fettreiche Nahrungsmittel: z.B. Butter, Margarine, Öl, Mayonnaise, fettes Fleisch, fette Wurst, fetter Fisch, fetter Käse, Eigelb,
> - wasserreiche Nahrungsmittel: z.B. Salat, Pilze und Gemüse (außer Mais).

Eiweißreiche, fettreiche und wasserreiche Nahrungsmittel erhöhen den Blutzucker nicht. Sie sind kohlenhydratfrei bzw. kohlenhydratarm. Käse und Quark erhöhen den Blutzucker nicht, weil bei ihrer Herstellung die milchzuckerhaltige Molke entfernt wird. Gemüsesorten, die früher berechnet wurden, z.B. gekochte Möhren, rote Beete und Schwarzwurzeln werden wegen ihres Ballaststoffgehalts nicht mehr angerechnet. Sie führen zu keinem wesentlichen Blutzuckeranstieg.

## Kohlenhydratberechnung

Aus praktischen Gründen werden die Kohlenhydrate nicht in Gramm, sondern in Schätzeinheiten angegeben.

> 1 Schätzeinheit = 10–12 g Kohlenhydrate.
>
> (Empfehlung der DDG, Ausschuss Ernährung, 1993)

Dieser, von der Deutschen Diabetes-Gesellschaft (DDG) 1993 eingeführte, Begriff sollte die bisher üblichen Bezeichnungen Broteinheit (BE), Kohlenhydrateinheit (KE) usw. vereinheitlichen und nutzlose Auseinandersetzungen darüber beenden. Vom Gesetzgeber wurde diese Empfehlung noch nicht umgesetzt, so dass Hersteller diätetischer Lebensmittel weiterhin verpflichtet sind, 12 Gramm Kohlenhydrate als 1 Broteinheit anzugeben. Da die Broteinheit sehr verbreitet ist und es sinnvoll ist, sich für die Berechnung auf eine Grammzahl festzulegen, verwenden wir in diesem Buch weiter die BE mit 12 g Kohlenhydraten.

In Kohlenhydrataustauschtabellen kann nachgeschlagen werden, wie viele Kohlenhydrate in den Nahrungsmitteln enthalten sind. Vergleicht man die Schätzeinheiten in älteren und neueren Kohlenhydrataustauschtabellen, so treten mitunter erhebliche Differenzen in den Mengenangaben auf. Beispiel: Eine Schätzeinheit Kartoffeln entspricht heute 80 g statt früher 60 g. Das liegt daran, dass man heute nur noch die tatsächlich blutzuckerwirksamen Kohlenhydrate (verwertbare Kohlenhydrate) berechnet. Ballaststoffe werden nicht mitgerechnet. Diese Vorgehensweise ist zu begrüßen, sie hat sich aber noch nicht überall durchgesetzt. Auch nach Einführung der neuen Schätzeinheit gibt es daher noch unterschiedliche Kohlenhydrattabellen. Sie werden in Schulungen verteilt, man kann sie aber auch im Buchhandel kaufen. Suchen Sie sich eine Tabelle aus, mit der Sie gut arbeiten können und lernen Sie aus eigenen Erfahrungen, wie Sie am besten mit Kohlenhydraten rechnen.

 Es ist empfehlenswert, sich an eine Tabelle zu halten und nicht zwischen verschiedenen Tabellen hin- und herzuwechseln.

Bei verpackten Nahrungsmitteln mit Kohlenhydratangaben können Sie die BE leicht berechnen. Leider enthalten viele Fertigprodukte und Süßigkeiten keine Nährwertanalyse. Viele Angaben finden Sie im Internet. Aber auch die Hersteller sind überwiegend bereit, auf Anfrage die Analysen zur Verfügung zu stellen.

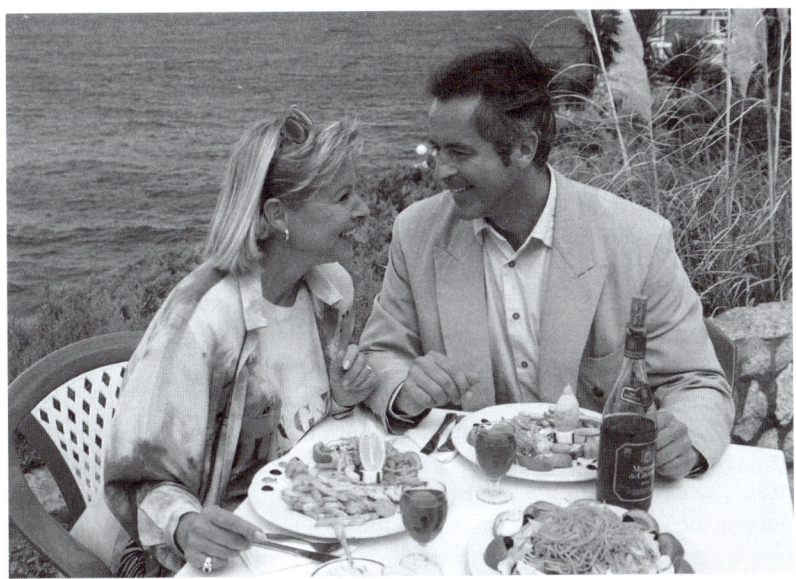

Abb. 8: BE richtig geschätzt? [J660]

## Ist der glykämische Index hilfreich?

Der glykämische Index vergleicht die Geschwindigkeit des Blutzuk-
keranstiegs bestimmter Nahrungsmittel mit der von Traubenzucker
(Traubenzucker: glykämischer Index = 100). Ein hoher glykämischer
Index (z.B. 90) bedeutet: dieses Nahrungsmittel führt zu einem
schnellen Blutzuckeranstieg. Im Normalfall isst man jedoch Kohlenhydrate im Rahmen einer gemischten Mahlzeit, d.h. in Verbindung
mit Eiweiß und Fett. Deshalb hat der glykämische Index in der Praxis
eine geringe Bedeutung und wir geben Ihnen keine Empfehlungen,
bestimmte Nahrungsmittel zu meiden oder vorzuziehen. Dennoch
gibt es Situationen, in denen das Wissen über den glykämischen Index hilfreich sein kann:

- In der Schwangerschaft (☞ S. 130) ist es wichtig, dass die Blutzuckerwerte nach dem Essen nicht zu hoch ansteigen. Durch
  Nahrungsmittel mit einem niedrigen glykämischen Index wie
  Frischkornmüsli oder Vollkornprodukte können diese Anstiege
  verringert werden.

- Bei der Verwendung von kurzwirkenden Analoginsulinen ist es
  sinnvoll, beim Verzehr von Nahrungsmitteln mit niedrigem glykämischen Index die Insulinmenge nach der Mahlzeit oder in zwei
  Portionen zu spritzen (z.B. eine Hälfte vor dem Essen, die andere

Hälfte eine Stunde später). Das gilt besonders, wenn die Mahlzeit zusätzlich fettreich ist.

## 6.3   Womit süßen?

Zum Süßen gibt es verschiedene Möglichkeiten. Man unterscheidet:

• Zuckerarten, die den Blutzucker erhöhen

• Süßungsmittel und Zuckerarten, die den Blutzucker geringfügig erhöhen (Zuckeraustauschstoffe und Fruchtzucker)

• Süßungsmittel, die den Blutzucker nicht erhöhen (Süßstoffe)

| Zucker (erhöhen den Blutzucker) | Zuckeraustauschstoffe und Fruchtzucker (erhöhen den Blutzucker geringfügig) | Süßstoffe (erhöhen den Blutzucker nicht) |
|---|---|---|
| • Traubenzucker<br>• Haushaltszucker<br>• Honig<br>• Milchzucker<br>• Malzzucker<br>• Sirup | • Fruchtzucker<br>• Sorbit<br>• Isomalt<br>• Xylit<br>• Lactit<br>• Mannit<br>• Polydextrose<br>• Maltit | • Saccharin<br>• Cyclamat<br>• Aspartam<br>• Acesulfam K<br>• Neohesperidin<br>• Thaumatin |

Tab. 2:  Wirkung verschiedener Zuckerarten und Süßungsmittel auf den Blutzucker

## Zucker

Untersuchungen an Typ-1-Diabetikern haben gezeigt, dass Haushaltszucker den Blutzucker nicht stärker erhöht als andere Kohlenhydrate. Der Kohlenhydratgehalt zuckerhaltiger Nahrungsmittel muss nur richtig berechnet werden, um die entsprechende Insulinmenge zu spritzen. Das gleiche gilt z. B. für Honig und Sirup. Für die korrekte Berechnung gibt es Tabellen zum Nachschlagen, z. B. „Kalorien mundgerecht" (☞ Literaturhinweise S. 205). Viele Hersteller geben auf ihren Verpackungen eine Kohlenhydratangabe an, aus der sich die BE errechnen lassen. Traubenzucker ist besonders geeignet, den Blutzucker bei einer Unterzuckerung anzuheben.

## Fruchtzucker

Fruchtzucker (Fruktose) gelangt fast ohne Insulin in die Zellen. Er erhöht den Blutzucker nur geringfügig.

## Zuckeraustauschstoffe

Zu den Zuckeraustauschstoffen gehören Isomalt, Lactit, Polydextrose, Sorbit, Maltit, Mannit und Xylit. Sie werden vor allem zur Herstellung von Diätsüßigkeiten und Diätgebäck verwendet. Zuckeraustauschstoffe können schon in kleinen Mengen zu Blähungen und anderen Magen-Darm-Beschwerden führen. Verglichen mit anderen Süßungsmitteln bieten sie keine besonderen Vorteile. Viele Lebensmittel, die als geeignet für Diabetiker angeboten werden, haben einen hohen Fett- und Energiegehalt und sind meistens teurer als übliche Produkte.

Da der Blutzucker nach dem Verzehr von Zuckeraustauschstoffen und von Fruchtzucker bei den meisten Diabetikern nur wenig ansteigt, ist es nicht sinnvoll, dafür Insulin zu spritzen.

Der Gesetzgeber verpflichtet die Industrie zurzeit noch, sowohl 12 g Zuckeraustauschstoffe als auch 12 g Fruchtzucker als 1 BE anzugeben. Die Blutzuckerwirksamkeit wird dabei leider nicht beachtet. Für die Berechnung Ihrer Insulindosis empfehlen wir deshalb: Ziehen Sie die Zuckeraustauschstoffe bzw. den Fruchtzucker von den Gesamtkohlenhydraten ab.

> **Beispiel:** 1 Tafel Diätschokolade enthält lt. Angabe auf der Verpackung 48 g Kohlenhydrate. Sie finden dafür die Angabe von 4 BE. Davon sind 36 g Zuckeraustauschstoffe. Lediglich 12 g Kohlenhydrate sind blutzuckerwirksam. Sie berechnen also für die Tafel Schokolade 1 BE.

## Süßstoffe

Süßstoffe erhöhen den Blutzucker nicht. Sie enthalten keine Kalorien. Zu den Süßstoffen gehören u. a. Aspartam, Cyclamat und Saccharin. Die meisten in Deutschland verwendeten Süßstoffe sind Mischungen aus Cyclamat und Saccharin. Süßstoffe wie Acesulfam K, Neohesperidin und Thaumatin werden hauptsächlich in Fertigprodukten verwendet. Aspartam zerfällt in sauren Lösungen und durch starke Hitzeeinwirkung. Daher ist es zum Kochen und Backen nicht geeignet. Mit Aspartam gesüßte Getränke verlieren bei langer Lagerung ihre Süßkraft (siehe Haltbarkeitsdatum).

Süßstoffe sind nach derzeit vorliegenden, umfangreichen Untersuchungen nicht gesundheitsschädlich. Sie werden in fester Form (Süßstofftabletten) und als Flüssigkeit (Süßstofflösung in der Flasche) auch von Nichtdiabetikern zum Süßen von Speisen und Getränken verwendet.

## Kennzeichnung von gesüßten Lebensmitteln

Durch Anpassung des deutschen Rechts an die EU-Vorgaben hat sich 1998 die Kennzeichnung von Inhaltsstoffen in gesüßten Lebensmitteln verändert.

Bemerkenswert ist, dass Fruchtzucker nicht mehr als Zuckeraustauschstoff, sondern als „Zuckerart" deklariert ist.

- Nahrungsmittel, die Süßstoff und/oder Zuckeraustauschstoffe enthalten, sind mit dem Aufdruck „mit Süßungsmittel(n)" gekennzeichnet. In der Zutatenliste wird der jeweilige Name des Süßstoffs oder Zuckeraustauschstoffes angegeben.

- Sind Lebensmittel „mit (einer) Zuckerart(en)" gekennzeichnet, kann Haushaltszucker, Fruchtzucker oder Honig zum Süßen verwendet worden sein. Auch hier sehen Sie in der Zutatenliste, was verwendet worden ist.

- Ein Lebensmittel, das sowohl mit Zucker (oder Fruchtzucker) als auch mit Süßstoff gesüßt ist, erkennen Sie an der Bezeichnung „mit (einer) Zuckerart(en) und Süßungsmittel(n)"

Zusätzlich tragen Diätsüßigkeiten und Diätgebäck, die Zuckeraustauschstoffe oder Fruchtzucker enthalten, den Aufdruck „Zur besonderen Ernährung bei Diabetes mellitus im Rahmen eines Diätplanes".

# Das „Zucker-ABC"

- **Dextrose:** Traubenzucker,

- **Fruktose:** Fruchtzucker,

- **Glukose:** Traubenzucker,

- **Honig:** 39 % Fruchtzucker, 31 % Traubenzucker, 17 % Wasser, 10 % Mehrfachzucker, 3 % andere Stoffe,

- **Invertzucker:** Gemisch aus Traubenzucker und Fruchtzucker,

- **Laktose:** Milchzucker,

- **Maltodextrin:** Mehrfachzucker, nicht süß schmeckend, Abbauprodukt von Stärke, wird in bestimmten Lebensmitteln als Trennmittel eingesetzt, z. B. in Aspartam zum Streuen,

- **Maltose:** Malzzucker,

- **Melasse:** sirupartiger Rückstand bei der Zuckergewinnung,

- **Monosaccharide:** Einfachzucker, z. B. Traubenzucker,

- **Oligosaccharide:** Mehrfachzucker,

- **-ose:** Endung vieler Zuckerarten,

- **Saccharose:** Rohr- und Rübenzucker, Haushaltszucker, nicht verwechseln mit Saccharin! (Süßstoff),

- **Stärke:** Vielfachzucker, z. B. in Kartoffeln, Brot, Nudeln, Reis,

- **Zuckeralkohole:** Zuckeraustauschstoffe (Sorbit, Isomalt, Lactit, Mannit, Maltit, Polydextrose, Xylit),

- **Zuckercouleur:** brauner Farbstoff, entsteht durch starkes, trockenes Erhitzen von Haushaltszucker, Nummer E150 in der Zutatenliste.

# Ich teste mich selbst

 ## Fragen zum Thema „Blutzuckererhöhende und nicht blutzuckererhöhende Nahrungsmittel"

Antworten ☞ Anhang S. 199

1. Sie speisen in einem gutbürgerlichen Restaurant und wählen: paniertes Schnitzel mit Salzkartoffeln, dazu Erbsen und Möhren. Welche Nahrungsmittel berechnen Sie als BE?

   a) alle

   b) die Panade des Schnitzels und die Salzkartoffeln

   c) nur die Salzkartoffeln

   d) Möhren und Salzkartoffeln

2. Wenn Sie Diätschokolade essen, sollten Sie:

   a) entsprechend der auf der Verpackung angegebenen BE-Menge Insulin dafür spritzen

   b) die Zuckeraustauschstoffmenge abziehen und nur für den verbleibenden Kohlenhydratanteil Insulin spritzen

   c) die angegebene BE-Menge halbieren

3. Diabetiker sollten

   a) alle kohlenhydrathaltigen Nahrungsmittel abwiegen

   b) jedes Nahrungsmittel abwiegen

   c) den Kohlenhydratgehalt der Speisen einschätzen können

4. Hülsenfrüchte sollte man

   a) grundsätzlich voll anrechnen

   b) in üblichen Mengen nicht anrechnen

   c) gar nicht anrechnen

   d) in ihrer Blutzuckerwirksamkeit individuell austesten

# 6.4 Getränke

## Alkoholfreie Getränke

Diabetiker brauchen ebenso viel Flüssigkeit wie andere Menschen auch (mindestens 1,5 l täglich). Bei Hitze, erhöhter Körpertemperatur oder schwerer körperlicher Arbeit ist der Bedarf erhöht. Ein zusätzlicher Flüssigkeitsbedarf entsteht bei hohen Blutzuckerwerten. Die im Folgenden genannten Getränke sind kohlenhydratfrei, sie erhöhen daher den Blutzucker nicht.

**Getränke, die den Blutzucker nicht erhöhen**

- Mineralwasser,

- Kaffee, Malzkaffee,

- Tee,

- Diätlimonade, Light-Getränke.

Die folgenden Getränke enthalten Kohlenhydrate und werden deshalb als Schätzeinheiten berechnet.

**Getränke, die den Blutzucker erhöhen**

- Malzbier,

- Colagetränke,

- Limonade,

- Fruchtsaftgetränke, Nektar,

- reine Fruchtsäfte (100 % Saft),

- Milch (alle Fettgehaltsstufen), Buttermilch, Kefir,

- alkoholfrei: Bier, Wein, Sekt,

- Diätfruchtsaftgetränke (geringe Blutzuckerwirkung),

- Gemüsesäfte (geringe Blutzuckerwirkung).

# Alkoholische Getränke

Alkohol ist für Diabetiker genauso schädlich wie für Nichtdiabetiker. Hinzu kommt beim Diabetiker noch das Risiko, nach Alkoholgenuss zu unterzuckern, denn Alkohol hemmt die Zuckerneubildung der Leber (☞ S. 106). Außerdem verzögert Alkohol die Magenentleerung. Die Kohlenhydrate gelangen dadurch langsamer ins Blut. Unterzuckerungen können Sie vermeiden, wenn Sie die folgendes beachten:

Alkohol in kleinen Mengen ist auch für Diabetiker unproblematisch (☞ S. 49, 2-Gläser-Regel). Wenn Sie mehr Alkohol trinken: Essen Sie sicherheitshalber zusätzlich Kohlenhydrate oder spritzen Sie weniger Insulin. Besonders bei kohlenhydratarmen oder -freien alkoholischen Getränken steigt das Unterzuckerungsrisiko. Spritzen Sie für alkoholische Getränke, auch wenn sie Kohlenhydrate enthalten, kein Insulin, sonst erhöhen Sie Ihr Risiko, eine schwere Unterzuckerung zu bekommen. Ebenso gefährlich wäre es allerdings, vor einer Feier mit Alkohol das Insulin ganz wegzulassen.

Unterzuckerungen nach abendlichem Alkoholkonsum treten häufig in der zweiten Hälfte der Nacht auf. Es kann jedoch auch erst am nächsten Vormittag zu einer Unterzuckerung kommen. Achten Sie darauf, wie und wann Sie mit Ihrem Blutzucker auf Alkohol reagieren. Wir empfehlen generell, erhöhte Werte vor dem Schlafengehen nach Alkoholgenuss nicht mit Insulin zu korrigieren. Eventuell ist es sogar sinnvoll, auch weniger zum Frühstück zu spritzen als sonst.

Das Unterzuckerungsrisiko bei Alkoholgenuss nach Sport wird häufig unterschätzt. Der Blutzucker sinkt, weil einerseits Alkohol die Zuckerneubildung hemmt, andererseits die leeren Zuckerspeicher in der Muskulatur wieder aufgefüllt werden.

Trinken Sie nach sportlicher Betätigung nur wenig Alkohol. Überwachen Sie Ihren Blutzucker besonders gut. Informieren Sie vorsorglich Ihre Angehörigen: Nach Alkoholgenuss kann Glukagon zur Behandlung einer Unterzuckerung mit Bewusstlosigkeit weniger wirksam sein als sonst. Ihre Angehörigen sollten bei einer alkoholbedingten Unterzuckerung mit Bewusstlosigkeit daher den Notarzt rufen.

Eine gute Hilfe für den Umgang mit Alkohol sind die folgenden zwei Regeln:

**Zwei-Gläser-Regel**:

Sie gehen kein Unterzuckerungsrisiko ein, wenn Sie nicht mehr als 2 Gläser eines alkoholischen Getränkes, im üblichen Glas serviert, trinken.

**Insulin-Regel**:

Spritzen Sie für alkoholische Getränke kein Insulin.

Früher galten alkoholische Getränke, die Zucker enthalten, für Diabetiker als „verboten". Dies ist unberechtigt, da Zucker in der Ernährung für Menschen mit Diabetes kein besonderes Problem darstellt. Bei kohlenhydratreichen alkoholischen Getränken ist die Gesamtwirkung auf den Blutzucker schwer abzuschätzen. Es ist aber in der Regel kein besonderes Problem, auch einmal ein Glas eines stärker gesüßten alkoholischen Getränks (z. B. einen Dessertwein) zu trinken; der Blutzucker wird dadurch nur geringfügig erhöht.

Die folgende Übersicht gibt Ihnen eine Orientierung über den Zuckergehalt der verschiedenen alkoholischen Getränke.

---

**Der Zuckergehalt alkoholischer Getränke**

- **Biere:** enthalten bis zu 40 g/l verwertbaren Zucker (Pils, Export, Kölsch, Altbier, Weizenbier), Bockbier sogar bis 70 g/l. Weniger Kohlenhydrate enthalten Light-Bier (bis 20 g/l), Diätbier (10 g/l).

- **Weine:** trockene Weine enthalten 5–10 g/l Gesamtzucker. Dazu gehören Weine mit dem gelben Weinsiegel (bis 9 g/l), die meisten Weine Frankreichs und der Mittelmeerländer (Bordeaux, Chianti, Rioja, Demestica, Frascati secco, Retsina) sowie Sake. Mehr Zucker enthalten halbtrockene Weine, z.B. mit grünem Weinsiegel bis 18 g/l Gesamtzucker. Diabetikerweine dürfen zwar bis 20 g/l Gesamtzucker enthalten, davon aber nur bis 4 g/l Traubenzucker. Süße Weine sind Weine mit rotem Weinsiegel (über 18 g/l Gesamtzucker), Trockenbeerenauslesen, Eiswein, Süßweine wie Imiglykos, Kadarka, Tokayer, Dessertweine wie Portwein, Sherry, Malaga, Madeira.

- **Schaumweine:** sehr trocken sind Champagner, Sekt brut (unter 15 g/l), Sekt extra trocken/extra dry (12–20 g/l). Trockener Sekt enthält 17–35 g/l, halbtrockener 35–50 g/l und süßer über 50 g/l Gesamtzucker.

- **Branntweine:** enthalten praktisch keinen Zucker (Aquavit, Arrak, Brandy, Calvados, Cognac, Fernet Branca, Gin, Genever,

---

Himbeergeist, Kirschwasser, Korn, Kräuterschnäpse, Metaxa, Obstler, Ouzo, Rum, Slibowitz, Weinbrand, Whisky, Wodka, Zwetschgenwasser). Sie werden zwar aus kohlenhydrathaltigen Rohstoffen wie Getreide, Kartoffeln, Obst gewonnen, der Zucker wird jedoch bei der Gärung in Alkohol umgewandelt.

- **Liköre:** enthalten bis zu 200–300 g/l Gesamtzucker (z. B. Bitterlikör, Campari, Eierlikör, Kirschlikör), ähnlich sind aufgesetzte Brände (Apfelkorn).

- **Cocktails:** enthalten überwiegend größere Mengen Zucker, z. B. Pina Colada (12–24 g pro Getränk). Trockene Cocktails sind Margarita (3–6 g) oder Manhattan (4–5 g).

- **Alkopops:** enthalten 20–30 g Kohlenhydrate pro Flasche, je nach Saftanteil.

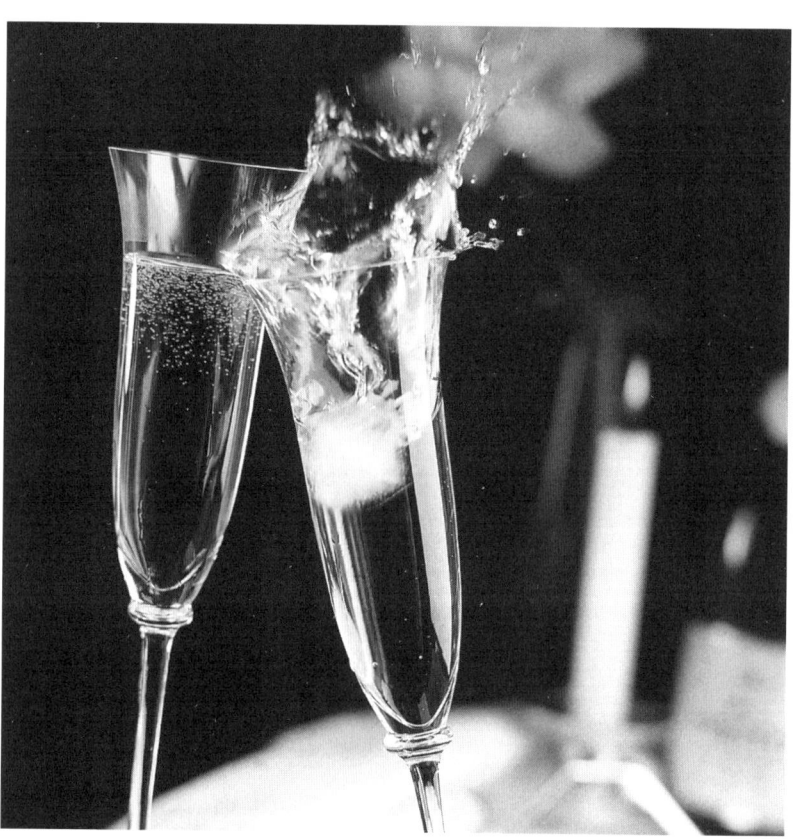

Abb. 9: Sekt trinken – ein Problem? [J660]

# Ich teste mich selbst

## Fragen zum Thema „Getränke"

Antworten ☞ Anhang S. 199

1. Wie viel Insulin spritzen Sie für 5 Flaschen Diätbier (Aufschrift: pro Flasche „1/5 BE")?

2. Wie viel Gläser eines alkoholischen Getränks können Sie ohne erhöhtes Unterzuckerungsrisiko trinken?

3. Sie testen nach einem geselligen Abend (mit Alkoholgenuss) vor dem Zubettgehen den Blutzucker. Er liegt bei 300 mg/dl. Wie viel Insulin würden Sie zur Blutzuckerkorrektur spritzen?

4. Erhöht alkoholfreies Bier den Blutzucker?

5. Rum wird aus Zuckerrohr hergestellt. Warum erhöht Rum dennoch nicht den Blutzucker?

6. Wenn Sie mehr als zwei Gläser Alkohol trinken, ist es sinnvoll

   a) zusätzlich Insulin zu spritzen.

   b) zusätzlich Kohlenhydrate zu essen.

## 6.5 Spezielle Ernährungsempfehlungen

### Ernährungsempfehlungen bei Mikroalbuminurie

Die Mikroalbuminurie (geringfügig erhöhte Eiweißausscheidung im Urin) ist meist ein frühes Zeichen einer diabetischen Nierenerkrankung (☞ S. 145). Mehrere Studien belegen, dass eine Verringerung der Eiweißzufuhr in der Nahrung die Weiterentwicklung der Erkrankung verlangsamt. Wir empfehlen deshalb Diabetikern mit Mikroalbuminurie, ihren Eiweißverbrauch zu verringern. Es bedeutet ein Mehr an Überlegung und Einschränkung, wenn ein Diabetiker zusätzlich zur Kohlenhydratberechnung auch noch die Eiweißmengen beachten muss, aber mit etwas Übung kann dies zur Routine werden. Probieren Sie es bitte aus und entscheiden Sie dann, inwieweit Sie unseren Empfehlungen folgen können. Angaben zum Eiweißgehalt verschiedener Nahrungsmittel finden Sie in Nährwerttabellen (☞ Literaturhinweise S. 205). Mit ihrer Hilfe können Sie die Menge Eiweiß ausrechnen, die Sie pro Tag zu sich nehmen.

Die Deutsche Gesellschaft für Ernährung (DGE) empfiehlt Erwachsenen, täglich nicht mehr als 0,8 g Eiweiß pro Kilogramm Körpergewicht mit der Nahrung aufzunehmen. Diese Menge entspricht 12–15 % des Energiebedarfs. Untersuchungen haben ergeben, dass im Durchschnitt 1,3 g Eiweiß pro Kilogramm Körpergewicht in Deutschland gegessen werden – wir essen z. B. zu viel Fleisch, Wurst und zu viel Käse. Daher bedeutet die Realisierung der wünschenswerten Eiweißzufuhr eine Verlagerung der bisherigen Ernährungsgewohnheiten auf pflanzliche Kost. Die Ernährung wird damit auf den natürlichen Eiweißbedarf hin normalisiert.

Wir nehmen mit den Nahrungsmitteln pflanzliches und tierisches Eiweiß zu uns. Pflanzliches Eiweiß ist im Getreide (Brot und Nährmittel), in Kartoffeln, Hülsenfrüchten, Sojaprodukten und in kleinen Mengen auch in Gemüse und Obst enthalten. Tierisches Eiweiß ist in Fleisch, Wurst, Fisch, Milch, Milchprodukten und Eiern enthalten.

Will man Eiweiß einsparen, so sollte man eiweißreiche tierische Nahrungsmittel knapp halten. Man kann aber nicht ganz auf tierisches Eiweiß verzichten, da wir einige Eiweißbausteine (Aminosäuren) für den Zellaufbau benötigen. Der Körper kann einige dieser Eiweißbausteine nicht selbst herstellen. Wir finden sie hauptsächlich in tierischen Nahrungsmitteln, wobei Milch, Milchprodukte und Eier hochwertigeres Eiweiß liefern als Fleisch, Wurst und Fisch.

Versuchen Sie, sich schrittweise umzustellen. Beginnen Sie zuerst mit der Halbierung Ihrer Fleisch-, Fisch-, Wurst- und Käseportionen. Steigern Sie langsam die Zahl der fleischlosen Tage. Es ist sinnvoll, nur zwei- bis dreimal in der Woche eine kleine Portion Fleisch oder Fisch zu essen.

## Ernährungsempfehlungen bei erhöhten Blutfettwerten

Bei schlecht eingestelltem Diabetes sind die Blutfettwerte erhöht (Cholesterin, Triglyzeride). Wenn Sie trotz guter Blutzuckerwerte erhöhte Blutfettwerte haben, wird Ihr Arzt mit Ihnen über Therapiemöglichkeiten sprechen. Studien haben ergeben, dass durch die Senkung der Blutfettwerte Herzinfarkte und Schlaganfälle seltener auftreten. Oftmals werden Medikamente notwendig sein.

In Bezug auf Ihre Ernährung sollten Sie folgendes bedenken:

- Falls Sie Übergewicht haben, vermindern Sie Ihr Körpergewicht, indem Sie Fett bei der Ernährung einsparen (Streich- und Kochfett, versteckte Fette).

- Essen Sie weniger Nahrungsmittel tierischer Herkunft, um gesättigte Fettsäuren in der Ernährung einzusparen.

- Meiden Sie „Cholesterinbomben" wie:

  - Hirn und Innereien,

  - Eigelb,

  - Tintenfisch, Schalen- und Krustentiere (z. B. Krabben, Krebse, Muscheln, Austern),

- Bevorzugen Sie pflanzliche Fette. Günstig sind z. B. hochwertige Margarine, Olivenöl und Sonnenblumenöl.

Sie unterstützen die Wirkung von Ernährungsveränderungen, wenn Sie körperlich aktiv sind. Dadurch steigt das gefäßschützende HDL-Cholesterin an. Falls Sie rauchen, versuchen Sie mit dem Rauchen aufzuhören (☞ S. 151).

Wenn bei Ihnen die Triglyzeride erhöht sind, empfehlen wir Ihnen zusätzlich:

Schränken Sie Ihren Zuckerverbrauch ein, auch den Verzehr von Zuckeraustauschstoffen.

Schränken Sie Ihren Alkoholkonsum ein.

## Ernährungsempfehlungen bei Bluthochdruck

Bluthochdruck schädigt Herz, Nieren und die Gefäße, deshalb muss er behandelt werden. Auch leichtere Formen des Bluthochdrucks werden bei Typ-1-Diabetikern heute frühzeitig mit Medikamenten behandelt. Bei bereits vorhandenem Nierenleiden ist das besonders wichtig. Sie können durch das Beachten spezieller Ernährungsregeln die Wirkung des Medikaments unterstützen und u.U. sogar die Dosis senken:

- Falls Sie Übergewicht haben, versuchen Sie abzunehmen.

- Falls Sie regelmäßig Alkohol trinken, reduzieren Sie Ihren Alkoholkonsum. Sie können dadurch wahrscheinlich Ihren Blutdruck senken.

- Kochsalzarme Ernährung kann bei einem Teil der Betroffenen den Blutdruck senken.

Was Sie noch tun können: Lernen Sie, Ihren Blutdruck selbst zu messen. Treiben sie regelmäßig eine Ausdauersportart und rauchen Sie nicht. Erkundigen Sie sich, ob Ihr Diabeteszentrum eine Bluthochdruckschulung anbietet.

(Literaturhinweis zum Thema Bluthochdruck ☞ S. 205)

## Empfehlungen zur Gewichtsreduktion

Wenn Sie übergewichtig sind und abnehmen wollen, setzen Sie sich realistische Ziele. Für einen langfristigen Erfolg ist es sinnvoll, langsam über einen längeren Zeitraum abzunehmen, z. B. 1 kg im Monat. Blitzdiäten haben in der Regel nur kurzfristigen Erfolg. Hilfen erhalten Sie z. B. von Krankenkassen, Volkshochschulen oder in Selbsthilfegruppen.

**Was bei der Gewichtsabnahme hilft:**

- Schränken Sie Ihren Fettverbrauch ein. Achten Sie besonders auf versteckte Fette.

- Meiden Sie alkoholische Getränke, da der Kaloriengehalt fast so hoch ist wie beim Fett.

- Versuchen Sie, Ihren Energieverbrauch zu steigern, indem Sie Ausdauersport machen wie Laufen, Walking, Schwimmen oder Radfahren.

Eine langfristige Gewichtsabnahme bedeutet meist eine dauerhafte Veränderung von Lebensgewohnheiten. Deswegen ist es so schwierig, Gewicht abzunehmen. Sie sollten sich genau überlegen, ob Sie immer wieder neue Versuche zum Abnehmen starten. Denn wer immer wieder eine Reduktionsdiät durchführt, nimmt oft sogar zu. Seien Sie nicht zu ehrgeizig. Es kann auch schon ein Erfolg sein, wenn Sie Ihr Gewicht halten.

Versuchen Sie, für sich zu klären, welche Bedeutung das Gewicht in Ihrem Leben hat. Vielleicht gelingt es Ihnen, sich mit Ihrem Übergewicht zu arrangieren.

# 7 Grundlagen der Insulintherapie

Die Insulintherapie soll Diabetikern ermöglichen, ihren Blutzucker nahe am Normalbereich zu halten, ohne gleichzeitig durch viele Einschränkungen im Tagesverlauf die Lebensqualität wesentlich zu senken. Es gibt verschiedene Strategien der Insulintherapie, um diese Ziele zu erreichen.

## 7.1 Die Basis-Bolus-Therapie ahmt die Natur nach

Beim Nichtdiabetiker gibt die Bauchspeicheldrüse kontinuierlich die Mengen von Insulin in den Blutkreislauf, die der Körper zur Aufrechterhaltung normaler Blutzuckerspiegel benötigt (☞ Abb. 10). Zu den Mahlzeiten schütten die Inselzellen der Bauchspeicheldrüse rasch große Mengen an Insulin aus. Dadurch kann die mit dem Essen aufgenommene Glukose schnell in die Zellen des Körpers zur Energiegewinnung eingeschleust werden. Der Blutzucker beim Menschen ohne Diabetes steigt in der Regel nicht über 140 mg/dl. Aber auch zwischen den Mahlzeiten und nachts benötigt der Körper Insulin, damit Stoffwechselvorgänge wie Glukoseproduktion und -speicherung im Gleichgewicht bleiben.

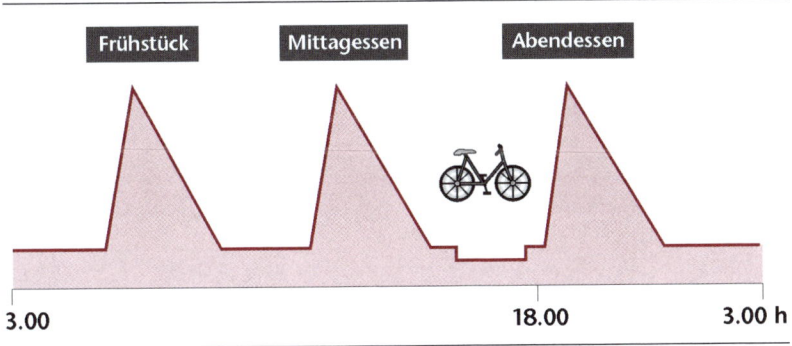

Abb. 10: Insulinausschüttung beim Nichtdiabetiker [L157]

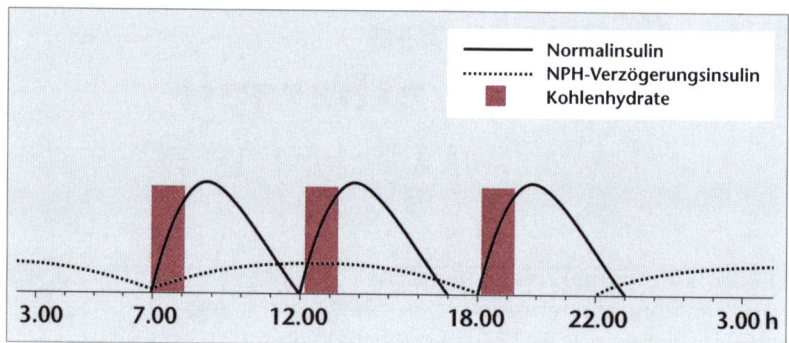

Abb. 11a: Basis-Bolus-Therapie mit 2× NPH-Verzögerungsinsulin und Normalinsulin [L157]

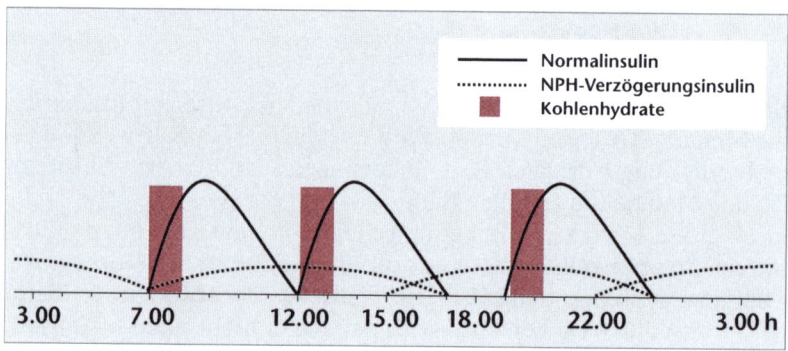

Abb. 11b: Basis-Bolus-Therapie mit 3× NPH-Verzögerungsinsulin und Normalinsulin [L157]

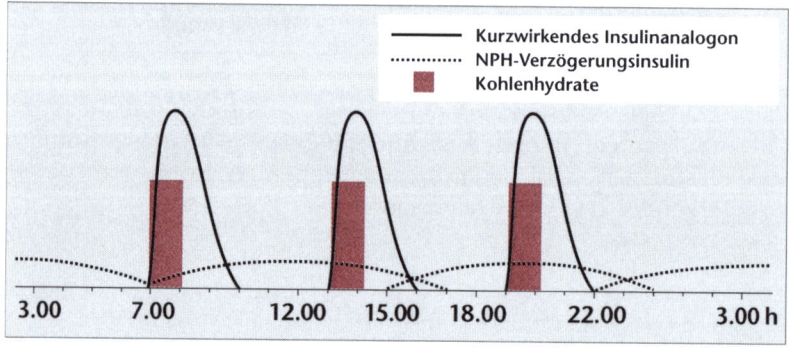

Abb. 11c: Basis-Bolus-Therapie mit 3× NPH-Verzögerungsinsulin und kurzwirkendem Analoginsulin [L157]

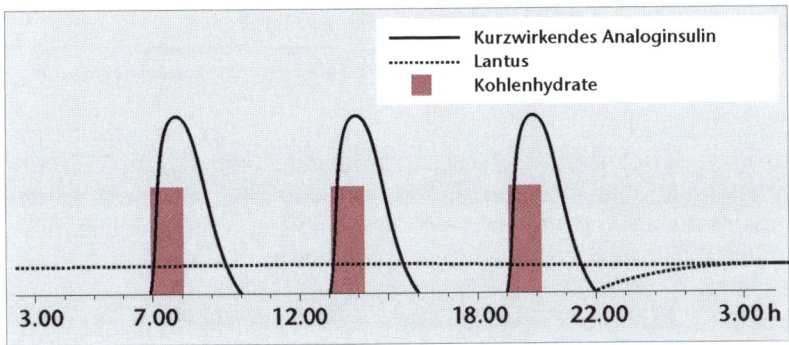

Abb. 11d: Basis-Bolus-Therapie mit Lantus und kurzwirkendem Analoginsulin
[L157]

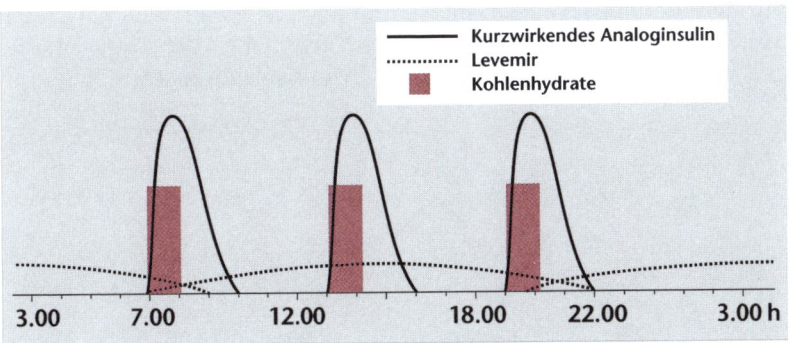

Abb. 11e: Basis-Bolus-Therapie mit 2x Levemir und kurzwirkendem Analoginsulin

Bei der Basis-Bolus-Therapie (BBT) spritzt man täglich ein Verzögerungsinsulin (VI) zur Aufrechterhaltung des Stoffwechsels als „Basis" und zu den Mahlzeiten als „Bolus" kurzwirkendes Insulin (☞ Abb. 11a bis e). Ein großer Vorteil der BBT besteht darin, dass man den Blutzuckerspiegel bei jeder Bolusgabe selbst steuern kann. Zu den kurzwirkenden Insulinen gehören Normalinsuline (NI) und gentechnologisch veränderte Insuline (Analoginsuline). Im Folgenden werden beide Insulingruppen als Bolusinsulin oder kurzwirkendes Insulin bezeichnet.

## 7.2  Die „Zwei-Spritzen-Therapie" – zu hohe Insulinspiegel

Einige Patienten ziehen es vor, nur zweimal täglich zu spritzen. Sie spritzen Mischinsuline aus kurzwirkendem Insulin und Verzögerungsinsulin. Nachteile dieser Therapie sind die schlechtere Steuerbarkeit des Blutzuckers und die Notwendigkeit, die kohlenhydrathaltigen Nahrungsmittel zeitlich und mengenmäßig festgelegt essen zu müssen. Diese Therapie nennt man konventionelle Insulintherapie (CT). Erhöhte Blutzuckerwerte kann man mit dieser Methode nicht kurzfristig durch zusätzliches Insulin senken. Viele Betroffene essen dann weniger oder bewegen sich zusätzlich.

Größere Flexibilität in Blutzuckersteuerung und Kohlenhydrataufnahme bietet das „freie Mischen" von Verzögerungsinsulin und kurzwirkendem Insulin morgens und abends. Doch auch bei dieser Methode ist z. B. das Auslassen oder Verschieben der Mittagsmahlzeit wegen der hohen mittäglichen Insulinspiegel nicht möglich.

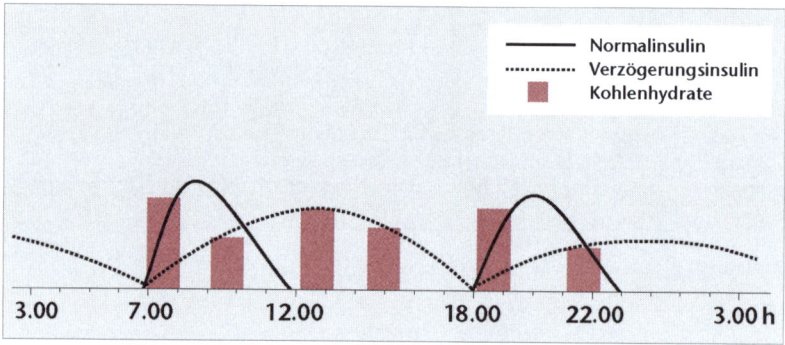

Abb. 12: Kohlenhydrataufnahme und Insulinspiegel bei zwei Insulininjektionen in freier Mischung/Mischinsulin [L157]

Die meisten Typ-1- und viele Typ-2-Diabetiker entscheiden sich heute für eine Basis-Bolus-Therapie, weil sie damit fast wie ein Nichtdiabetiker leben können, bei gleichzeitig besseren Blutzuckerwerten. Unsere Beispiele zur Insulinanpassung beziehen sich deshalb auf die Basis-Bolus-Therapie.

# 7.3   Wie die Insuline wirken

Die Bauchspeicheldrüse bildet nur „eine Sorte" Insulin. Humanes Normalinsulin, das von verschiedenen Herstellern zur Verfügung gestellt wird, ist diesem identisch. Durch Beimischung von Verzögerungsstoffen und/oder Austausch einiger Bausteine im Insulinmolekül entstehen Insuline mit unterschiedlichem Wirkeintritt und unterschiedlicher Wirkdauer.

Für die Basis-Bolus-Therapie ist eine Unterteilung in kurzwirkende (Bolus) und verzögert wirkende Insuline (Basis) wichtig. Neben dem Humaninsulin gibt es gentechnologisch veränderte Analoginsuline.

Bei allen Überlegungen zur Insulindosierung sollten Sie die Wirkweise Ihrer Insuline kennen (☞ Tab. 3a und b).

| | Normalinsulin | kurzwirkendes Analoginsulin |
|---|---|---|
| **Wirkungseintritt** | nach 10–15 Minuten | sofort |
| **stärkste Wirkung** | nach 2 Stunden | nach 1 Stunde |
| **Wirkdauer** | ca. 4–6 Stunden | ca. 3 Stunden |
| größere Mengen wirken länger, dies ist bei Normalinsulin stärker ausgeprägt | | |

Tab. 3a: Wirkung von kurzwirkendem Insulin

| | NPH-Verzögerungsinsulin* | Levemir* (mittellang wirkendes Analoginsulin) | Lantus (langwirkendes Analoginsulin) |
|---|---|---|---|
| **Wirkungseintritt** | nach 2 Stunden | nach 2 Stunden | nach ca. 4 Stunden |
| **stärkste Wirkung** | nach 4–6 Stunden | gering ausgeprägt nach 6–8 Stunden | gering ausgeprägt nach 12–16 Std. |
| **Wirkdauer** | ca. 8–12 Stunden | ca. 11–15 Stunden | ca. 24 Stunden (oder länger) |
| * größere Mengen wirken länger, kleinere kürzer | | | |

Tab. 3b: Wirkung von Verzögerungsinsulin

Tabelle 4 zeigt die in Deutschland am meisten verwendeten kurzwirkenden Insuline.

| Insulintyp | U- 40 | U-100 |
|---|---|---|
| Normalinsulin | Actrapid 40<br>Huminsulin Normal 40<br>Insulin B.Braun ratiopharm<br>Insuman Rapid | Actrapid Penfill<br>Berlinsulin H Normal Pen<br>Huminsulin Normal für Pen<br>Insulin B.Braun ratiopharm Rapid 100<br>Insuman Rapid 100<br>Velosulin |
| kurzwirkendes Analoginsulin | | Apidra<br>Humalog für Pen<br>Liprolog<br>NovoRapid Penfill |

Tab. 4: Kurzwirkende Insuline

Alle NPH-Insuline sind mit kurzwirkenden Insulinen der gleichen Konzentration in einer Spritze mischbar. Mischungen mit kurzwirkenden Analoginsulinen sollten rasch gespritzt werden. Lantus und Levemir sind nicht mit anderen Insulinen mischbar.

Tabelle 5 zeigt die in Deutschland am meisten verwendeten Verzögerungsinsuline.

| Insulintyp | U-40 | U-100 |
|---|---|---|
| NPH-Insulin | Huminsulin Basal 40<br>Insulatard Human<br>Insulin B.Braun ratiopharm Basal<br>Insuman Basal 40<br>Protaphane | Berlinsulin H Basal Pen<br>Huminsulin Basal für Pen<br>Insulin B.Braun ratiopharm Basal 100<br>Insuman Basal<br>Protaphane Penfill |
| langwirkendes Analoginsulin | | Lantus<br>Levemir |

Tab. 5: Verzögerungsinsuline

# 7.4   Der Insulinbedarf kann sich verändern

Wer regelmäßig Blutzuckerkontrollen durchführt, weiß, dass der Insulinbedarf schwankt.

Die folgenden Bedingungen beeinflussen den Insulinbedarf:

- Essensmenge,
- Stoffwechsellage (Insulin wirkt bei hohen Blutzuckerwerten vermindert, insbesondere wenn Azeton im Urin nachweisbar ist),
- körperliche Aktivität,
- Infekte und andere Erkrankungen,
- Medikamente (vor allem Kortison erhöht den Insulinbedarf),
- hormonelle Situation (z.B. in Pubertät und Schwangerschaft ändert sich der Insulinbedarf immer, Menstruation und Klimakterium können ebenfalls einen Einfluss haben),
- eigene Insulinproduktion (Diabetiker in der Remissionsphase müssen meist sehr wenig Insulin spritzen),
- Gewichtsveränderung.

Manchmal findet sich kein ersichtlicher Grund für einzelne oder mehrere unerwartete Blutzuckerwerte. Dies sollte kein Grund zur Beunruhigung sein. Denn mit Hilfe von Regeln zur Insulinanpassung kann der geschulte Diabetiker auf seine Stoffwechselwerte flexibel reagieren.

## Stress

Manche Menschen haben den Eindruck, dass Stress ihre Blutzuckerwerte beeinflusst. Wissenschaftliche Studien zu diesem Thema haben sehr unterschiedliche Ergebnisse erbracht: Blutzuckersenkungen, Blutzuckererhöhungen oder gar keine Veränderungen. Wahrscheinlich spielt für die meisten Betroffenen Stress nur eine geringe Rolle für den Blutzucker. Wenn Sie durch wiederholte Messungen vor und nach einem Stressereignis deutliche Blutzuckerveränderungen feststellen, können Sie vielleicht unerklärliche Schwankungen besser verstehen. Es ist aber in der Regel nicht empfehlenswert, dies bei der Therapie im Voraus zu berücksichtigen und z.B. die Insulindosen auf einen erwarteten Stress anzupassen.

# Ich teste mich selbst

## Fragen zum Thema „Grundlagen der Insulintherapie"

Antworten ☞ Anhang S. 199

1. Wann setzt die Wirkung eines kurzwirkenden Analoginsulins ein?

   a) 4–6 Stunden nach der Injektion

   b) 10–15 Minuten nach der Injektion

   c) sofort

2. Wann entfaltet Normalinsulin seine stärkste Wirkung?

   a) 15 Minuten nach der Injektion

   b) 2 Stunden nach der Injektion

   c) 4–6 Stunden nach der Injektion

3. Wovon ist die Wirkdauer eines Insulins abhängig?

   a) vom Insulintyp (kurzwirkendes Insulin oder Verzögerungs-insulin)

   b) von der gespritzten Menge

   c) vom aktuellen Blutzuckerwert

4. Wie lange wirkt ein Verzögerungsinsulin vom NPH-Typ?

   a) 6 Stunden

   b) 8–12 Stunden

   c) 24 Stunden

# 8 Insulinanpassung bei Basis-Bolus-Therapie

Wenn Sie sich für eine Basis-Bolus-Therapie entschieden haben, sollten Sie diese am besten im Rahmen einer Diabetikerschulung erlernen. Hier finden Sie die wichtigsten Regeln:

## 8.1 Grundprinzipien der Basis-Bolus-Therapie

Basis (das Verzögerungsinsulin) und Bolus (kurzwirkendes Insulin) werden getrennt berechnet. Dadurch sind Verschiebungen im Tagesablauf, speziell in Bezug auf das Essen, möglich. Die Vorteile im Einzelnen:

- Sie können essen, wann und wie viel Sie wollen.
- Zwischenmahlzeiten können, müssen aber nicht gegessen werden.
- Sie können den Tagesablauf flexibel gestalten.

Voraussetzung für die Therapie ist, dass Sie bereit sind, vor jeder Hauptmahlzeit und vor dem Schlafengehen den Blutzucker zu messen und etwa viermal täglich Insulin zu spritzen.

Für die Basis wird in der Regel ein- bis dreimal am Tag Verzögerungsinsulin gespritzt. Der Basisanteil sollte nicht mehr als 40 bis max. 50 % der täglichen Insulindosis betragen.

Der Bolus besteht aus dem Insulin für das Essen und evtl. Insulin für die Korrektur eines zu hohen Blutzuckers. Hierfür wird nur kurzwirkendes Insulin (Normalinsulin oder kurzwirkendes Analoginsulin) gespritzt.

In Abschnitt 8.3 und 8.5 – nachdem Sie alles Wesentliche über die Basis-Bolus-Therapie (BBT) wissen – finden Sie einen Vergleich der Vor- und Nachteile von Normal-, NPH- und Analoginsulinen. Sie können dann Ihre Entscheidung treffen, welche Insuline am besten zu Ihren Bedürfnissen passen.

### Blutzucker-Zielwert

Besprechen Sie mit Ihrem Diabetesarzt, welche Blutzuckerwerte für Sie sinnvoll sind. Normalerweise versuchen Diabetiker, annähernd die Blutzuckerwerte eines Nichtdiabetikers zu erreichen. Maßgeblich sind dafür die vor dem Essen gemessenen Blutzuckerwerte.

In bestimmten Lebenssituationen können unterschiedliche Blutzucker-Zielwerte sinnvoll sein:

- 80 mg/dl in der Schwangerschaft,
- 100 mg/dl im „Normalfall",
- 120, 140 oder 160 mg/dl
  - bei häufigen Unterzuckerungen und/oder schlechter Wahrnehmung,
  - bei speziellen Veränderungen am Augenhintergrund.

Unseren Beispielen zur Insulinanpassung haben wir einen Blutzucker-Zielwert von 100 mg/dl (vor dem Essen) zugrundegelegt.

## 8.2 Wie man das kurzwirkende Insulin dosiert

### Das Insulin für das Essen: Insulinbedarf pro BE (BE-Faktoren)

Diabetiker möchten, wie andere Menschen auch, nicht immer gleichviel essen. Je nach Appetit können Sie bei jeder Mahlzeit Ihre BE-Menge frei wählen und Ihre Insulinmenge darauf abstimmen, wenn Sie wissen, wie viel Insulin Sie für eine BE benötigen (BE-Faktor). Ihre individuellen BE-Faktoren können Sie am besten im Rahmen einer Diabetikerschulung oder durch eigenes Ausprobieren ermitteln. An den Blutzuckerwerten sehen Sie, ob sich der BE-Faktor bewährt oder ob er verändert werden muss (☞ Veränderung der BE-Faktoren S. 72). Die meisten Diabetiker haben je nach Tageszeit einen unterschiedlichen Insulinbedarf. So kann man z. B. morgens 2, mittags 1, abends 1,5 und nachts 1 E kurzwirkendes Insulin pro BE benötigen.

Bei einem geringen Insulinbedarf (z. B. 20 E pro Tag) können die BE-Faktoren auch so aussehen: morgens 1, mittags 0,5, abends 0,75 und zur Nacht wieder 0,5.

> BE-Faktor = Anzahl der Einheiten kurzwirkenden Insulins pro BE.

So errechnet sich die Insulinmenge für eine Mahlzeit:

gewählte BE-Menge × BE-Faktor = Insulinmenge für Mahlzeit

Hier ein **Tagesbeispiel** für das kurzwirkende Insulin zum Essen:

**Morgens** möchten Sie 6 BE essen. Pro BE benötigen Sie morgens zur Zeit 2 Einheiten Insulin. Für das Frühstück benötigen Sie also 12 Einheiten Insulin (6 BE × BE-Faktor 2 = 12 E Insulin).

Beim **Mittagessen** haben Sie Appetit auf 7 BE und spritzen deshalb 7 E Insulin, weil der BE-Faktor von 1 sich für Sie mittags bisher bewährt hat.

**Abends** entscheiden Sie sich für einen Restaurantbesuch und schätzen die servierte Portion Spaghetti Bolognese auf 5 BE ein. Da Sie pro BE zur Zeit 1,5 Einheiten Insulin benötigen, errechnen Sie sich 7,5 Einheiten und runden auf 8 Einheiten auf.

Wir empfehlen das Führen eines Diabetes-Tagebuches. In dieses können Sie die Blutzuckerwerte, BE- und Insulinmengen eintragen. Für unser Tagesbeispiel sehen die Eintragungen so aus (☞ Abb. 13):

| Datum: *1.6.* ..... | Arbeitstag ☐ | Urlaubstag ☐ | Mo☐ | Di☐ | Mi☐ | Do☐ | Fr☐ | Sa☐ So☐ |
|---|---|---|---|---|---|---|---|---|
| Uhrzeit | *8* | *12* | | *18* | | *22* | | Gesamt |
| Blutzucker | *100* | *110* | | *90* | | *120* | | |
| Harnzucker/Azeton | | | | | | | | |
| BE | *6* | *7* | | *5* | | | | *18* |
| BE-Faktor | *2* | *1* | | *1,5* | | | | |
| Bolus | *12* | *7* | | *8* | | | | *27* |
| Basis | *10* | | | | | *10* | | *20* |
| Bemerkungen | *tolle BZ-Werte!* | | | | | | | Korrektur-zahl: *40* |

Abb. 13: Tagebuchbeispiel für Mahlzeiteninsulin

Die vor den Mahlzeiten gemessenen Blutzuckerwerte unseres Tagesbeispiels waren erfreulicherweise immer im Zielbereich. Die Faktoren waren also richtig.

Verwenden Sie Normalinsulin, sollte der Blutzucker 4–6 Stunden nach einer Hauptmahlzeit wieder im Zielbereich sein; bei Verwendung eines Analoginsulins nach 3 Stunden.

## Zwischenmahlzeiten – möglich, aber nicht notwendig!

Viele Diabetiker schätzen gerade an der Basis-Bolus-Therapie, dass Zwischenmahlzeiten nicht notwendig sind. Möchten Sie jedoch Zwischenmahlzeiten essen, so haben Sie folgende Möglichkeiten:

Sie können für eine spontane Zwischenmahlzeit einen Extra-Bolus spritzen. Als BE-Faktor wählen Sie den Mittelwert des vorangegangenen und des nachfolgenden Faktors. Beispiel: Der BE-Faktor ist morgens 3, mittags 1, für die Zwischenmahlzeit benötigen Sie den BE-Faktor 2.

Wenn Sie Normalinsulin verwenden, können Sie eine voraussehbare Zwischenmahlzeit schon bei der vorangehenden Hauptmahlzeit einberechnen. Addieren Sie das Insulin für die Zwischenmahlzeit gleich zu dem Insulin für die Hauptmahlzeit hinzu. Benutzen Sie dabei den BE-Faktor, der für die Hauptmahlzeit gilt. Die Zwischenmahlzeit sollten Sie spätestens 3 Stunden nach der Insulininjektion essen. Auch sollte sie nicht mehr BE enthalten als die Hauptmahlzeit. Haben Haupt- und Zwischenmahlzeit gleich viele BE, ist es ratsam, den Abstand zwischen den Mahlzeiten zu verringern (z. B. auf 2 Stunden).

Im folgenden Tagebuchausschnitt (☞ Abb. 14) finden Sie Beispiele für **vorgeplante** Zwischenmahlzeiten mit Normalinsulin:

Dieser Diabetiker plante z. B. morgens 4 BE und ein zweites Frühstück von 2 BE. Pro BE benötigt er morgens zur Zeit 2 Einheiten Normalinsulin. Insgesamt isst er also 6 BE. Er spritzt sich deshalb 12 Einheiten Normalinsulin (6 BE × BE-Faktor 2 = 12 E) vor dem ersten Frühstück um 6.00 Uhr. Da er das Insulin für das zweite Frühstück mit gespritzt hat, muss er diese BE bis spätestens 9.00 Uhr gegessen haben.

Versuchen Sie jetzt, die Berechnung des Insulinbedarfs anhand der folgenden Tagebuchaufzeichnungen beim Mittag- und Abendessen nachzuvollziehen.

| Datum: *1.6.* . . . . .   Arbeitstag ❑   Urlaubstag ❑   Mo ❑   Di ❑   Mi ❑   Do ❑   Fr ❑   Sa ❑   So ❑ | | | | | | | | | |
|---|---|---|---|---|---|---|---|---|---|
| Uhrzeit | *6* | | *12* | | *18* | | *22* | | Gesamt |
| Blutzucker | *80* | | *110* | | *110* | | *120* | | |
| Harnzucker/Azeton | | | | | | | | | |
| BE | *4* | *2* | *7* | *2* | *5* | *2* | | | *22* |
| BE-Faktor | *2* | | *1* | | *1,5* | | | | |
| Bolus | *12* | | *9* | | *11* | | | | *32* |
| Basis | *10* | | | | | | *10* | | *20* |
| Bemerkungen | *tolle BZ-Werte!* | | | | | | | | Korrektur-zahl: *40* |

Abb. 14: Tagebuchbeispiel für vorgeplante Zwischenmahlzeiten (mit Normalinsulin)

# Korrektur des erhöhten Blutzuckers: Das Korrekturinsulin

In unseren Beispielen zur Dosierung des Mahlzeiten-Bolus sind wir der Einfachheit halber von normalen Blutzuckerwerten ausgegangen. In der Realität ist oft eine Korrektur erhöhter Blutzuckerwerte erforderlich.

Das Korrekturinsulin ist die Menge kurzwirkendes Insulin, die Sie brauchen, um den Blutzucker innerhalb der nächsten Stunden wieder auf den gewünschten Zielwert zu senken.

Mit Hilfe Ihrer Korrekturregel können Sie die erforderliche Korrekturinsulinmenge berechnen.

> Die Korrekturregel besagt: 1 Einheit kurzwirkendes Insulin senkt meinen Blutzucker um ... mg/dl (Korrekturzahl).

Ihre individuelle, zur Zeit geltende Korrekturregel (Korrekturzahl) können Sie zum Beispiel im Rahmen einer Diabetikerschulung oder durch eigenes Austesten ermitteln (☞ S. 73). Eine Einheit kurzwirkendes Insulin senkt den Blutzucker je nach individueller Insulinempfindlichkeit um 20–60 mg/dl.

$$\text{Korrekturinsulin} = \frac{\text{aktueller Blutzucker minus Zielwert}}{\text{Korrekturzahl}}$$

| Datum: *1.6. . . . . .* | Arbeitstag ☐ | | Urlaubstag ☐ | Mo ☐ | Di ☐ | Mi ☐ | Do ☐ | Fr ☐ | Sa ☐ | So ☐ |
|---|---|---|---|---|---|---|---|---|---|---|
| Uhrzeit | *7* | | *12* | | *18* | *24* | | | | Gesamt |
| Blutzucker | *110* | | *180* | | *100* | *120* | | | | |
| Harnzucker/Azeton | | | | | | | | | | |
| BE | *4* | | *7* | | *6* | | | | | *17* |
| BE-Faktor | *2* | | *1* | | *1,5* | | | | | |
| Bolus | *8* | | *7+2* | | *9* | | | | | *26* |
| Basis | *10* | | | | | *10* | | | | *20* |
| Bemerkungen | | | | | | | | | | Korrektur-zahl:<br>*40* |

Abb. 15: Tagebuchbeispiel für Korrekturinsulin

**Beispiel:** Ihr aktueller Blutzucker ist 180 mg/dl, Sie haben eine Korrekturzahl von 40. Ihr angestrebter Blutzucker-Zielwert ist 100 mg/dl. Sie rechnen:

$$\frac{180 \text{ mg/dl} - 100 \text{ mg/dl}}{40 \text{ mg/dl}} = 2$$

Sie benötigen also 2 Einheiten kurzwirkendes Insulin, um den Blutzucker in den Normalbereich zu bringen.

Versuchen Sie nun, das Tagebuchbeispiel in Abbildung 15 nachzuvollziehen:

Bei einem Ausgangsblutzucker von 180 mg/dl um 12.00 Uhr wurden zur Blutzuckerkorrektur 2 E Normalinsulin zum Mahlzeiteninsulin dazugerechnet und mitgespritzt. In diesem Beispiel hat der Blutzucker gegen 18.00 Uhr wieder den Normalbereich erreicht.

Es ist auch möglich – besonders bei sehr hohen Blutzuckerwerten – zunächst nur das Korrekturinsulin zu spritzen. Später spritzen Sie das Insulin für die Mahlzeit – ohne Korrektur.

**Vorsicht vor zu frühen Korrekturen!** Korrigieren Sie einen erhöhten Blutzucker, obwohl das zuvor gespritzte Bolusinsulin noch wirkt, führt das zu Unterzuckerungen.

Praktischerweise korrigiert man den Blutzucker nur zu den Hauptmahlzeiten und vor dem Zubettgehen.

Korrigieren Sie erhöhte Blutzuckerwerte nicht zu früh: Warten Sie bei Normalinsulin mindestens 4 Stunden, bei Analoginsulin ca. 3 Stunden.

Zu frühe Korrekturen kommen besonders häufig vor:

• bei Korrektur von erhöhten Blutzuckerwerten nach dem Essen,

• bei spontanen Zwischenmahlzeiten,

• bei zu häufigem Blutzuckertesten (4–6 Blutzuckertests pro Tag reichen in der Regel aus).

Wenn Sie vor dem Schlafengehen einen höheren Blutzucker korrigieren wollen, dosieren Sie das Korrekturinsulin bitte vorsichtig! Sie riskieren sonst nächtliche Unterzuckerungen. Bewährt hat sich: nur die Hälfte des errechneten Korrekturinsulins spritzen. Liegt der Blutzucker vor dem Schlafengehen unter 120 mg/dl, essen Sie zusätzlich 1–2 BE, um einer nächtlichen Unterzuckerung vorzubeugen. Ausnahmen: Schwangerschaft und Pumpentherapie.

## Korrektur zu niedriger Blutzuckerwerte: Traubenzucker!

Liegt Ihr Blutzucker unter dem Zielwert, so essen Sie bitte zusätzliche Kohlenhydrate, um Unterzuckerungen zu beheben bzw. vorzubeugen.

Bei Blutzuckerwerten unter 80 mg/dl essen Sie bitte Traubenzucker, in der Schwangerschaft unter 60 mg/dl.

Dieses Vorgehen empfiehlt sich auch, wenn Sie sich unmittelbar vor einer Mahlzeit befinden. Also erst den Blutzucker mit Traubenzucker erhöhen, dann das Mahlzeiteninsulin spritzen und gleich essen.

Die jeweils erforderliche Traubenzuckermenge richtet sich nach der Blutzuckerhöhe (☞ S. 109). Im Normalfall können Sie damit rechnen, dass 10 g Traubenzucker (2 Täfelchen) den Blutzucker um 30–50 mg/dl erhöhen. Achtung: Bei Unterzuckerungen wird oft mehr Traubenzucker benötigt. Die gleiche Menge Traubenzucker reicht dann vielleicht gerade einmal, ein weiteres Absinken des Blutzuckers zu verhindern.

## Wie man BE-Faktoren und Korrekturregel verändert

Da sich der Insulinbedarf verändern kann, sind die BE-Faktoren und die Korrekturregel ebenfalls keine feststehenden Größen (☞ Kap. 7). Sie sehen an Ihren Blutzuckerwerten, ob ihre Insulinanpassung stimmt. Bevor Sie etwas verändern, betreiben Sie „Ursachenforschung" (Spritzfehler? BE falsch eingeschätzt? Bewegung nicht einkalkuliert? Erkrankung?). Bei einzelnen „Blutzuckerausreißern" ist es oft schwierig, den Grund dafür zu finden. Bewahren Sie Ruhe, und beobachten Sie, ob das Problem mehrmals auftritt. „Einmal ist keinmal."

Wenn Sie oft korrigieren müssen, liegt der Verdacht nahe, dass BE-Faktor und/oder Korrekturregel nicht mehr stimmen. Es kann auch das Basisinsulin zu knapp sein.

Sollte die Ursache für einen veränderten Insulinbedarf eine Erkrankung sein, dann lesen Sie bitte zunächst Seite 94.

### Veränderung des BE-Faktors

In unserem nun folgenden Beispiel aus einem Diabetiker-Tagebuch (☞ Abb. 16) stieg der Blutzucker mittags auf 180 mg/dl an. Auch an den Tagen zuvor war der Blutzucker mittags stets höher als erwartet.

Spritzfehler oder falsches Einschätzen der Kohlenhydratmenge kamen als Ursache für den Blutzuckeranstieg nicht in Frage.

| Datum: 3.2. . . . . . Arbeitstag ☐ | | Urlaubstag ☐   Mo ☐   Di ☐   Mi ☐   Do ☐   Fr ☐   Sa ☐   So ☐ | | | | | | | | |
|---|---|---|---|---|---|---|---|---|---|---|
| Uhrzeit | | 7 | 12 | | | | | | | Gesamt |
| Blutzucker | | 100 | 180 | | | | | | | |
| Harnzucker/Azeton | | | | | | | | | | |
| BE | | 5 | | | | | | | | |
| BE-Faktor | | 2 | | | | | | | | |
| Bolus | | 10 | | | | | | | | |
| Basis | | 10 | | | | | | | | |
| Bemerkungen | | schon seit drei Tagen mittags erhöhte Werte! | | | | | | | | Korrekturzahl: 40 |

Abb. 16: Tagebuchbeispiel für zu niedrigen BE-Faktor

Es ist deutlich, dass der BE-Faktor nicht ausreicht. Durch Anheben des BE-Faktors auf 2,5 sind am nächsten Tag die Werte zum Mittag normal.

> Eine Veränderung des BE-Faktors sollte normalerweise in Schritten zu 0,5 Einheiten durchgeführt werden. Bevor Sie den Faktor verändern, sollten Sie die Blutzuckerabweichung an 2–3 Tagen zur gleichen Zeit festgestellt haben.

> Am einfachsten ist die Beurteilung des BE-Faktors, wenn vorher kein Korrekturinsulin gespritzt werden musste.

Im nächsten Beispiel muss der BE-Faktor abends von 1,5 auf 1 Einheit pro BE verringert werden (☞ Abb. 17). Der Blutzuckerabfall nach dem Abendbrot war mehrmals ohne erkennbare Ursache aufgetreten. Natürlich würde dieser Diabetiker seinen BE-Faktor auch dann verringern, wenn er beschließt, sich künftig jeden Abend etwas mehr zu bewegen.

| Datum: 8.2. ..... Arbeitstag ☐  Urlaubstag ☐  Mo ☐  Di ☐  Mi ☐  Do ☐  Fr ☐  Sa ☐  So ☐ | | | | | | | | | |
|---|---|---|---|---|---|---|---|---|---|
| Uhrzeit | 8 | 13 | 18 | 20 | | 23 | | | Gesamt |
| Blutzucker | 90 | 110 | 100 | 50 | | 120 | | | |
| Harnzucker/Azeton | | | | | | | | | |
| BE | 5 | 4 | 6 | +4 Täfelchen Dextro | | | | | 17 |
| BE-Faktor | 2 | 1 | 1,5 | | | | | | |
| Bolus | 10 | 4 | 9 | | | | | | 23 |
| Basis | 10 | | | | | 10 | | | 20 |
| Bemerkungen | Hypo um 20.00 bemerkt: unkonzentriert, gereizt | | | | | | | | Korrekturzahl: 40 |

Abb. 17: Tagebuchbeispiel für zu hohen BE-Faktor

Wenn Sie sicher sind, dass Ihre Korrekturregel stimmt (nächster Abschnitt), können Sie den Faktor auch dann beurteilen, wenn Sie korrigieren mussten.

## Veränderung der Korrekturregel

Ihre Korrekturregel können Sie am besten überprüfen, indem Sie bei höheren Blutzuckerwerten nur das Korrekturinsulin spritzen und nichts essen. Liegt der Blutzucker am Ende der Wirkdauer des verwendeten Korrekturinsulins (4–6 Stunden bei Normalinsulin und ca. 3 Stunden bei kurzwirkendem Analoginsulin) wieder im Zielbereich, so ist die Korrekturregel richtig.

Mit etwas Erfahrung können Sie die Korrekturregel auch beurteilen, ohne das Mahlzeiten-Insulin wegzulassen: Wenn sich Ihre Faktoren bewährt haben, aber regelmäßig nach dem Spritzen der Korrektur der Zielwert nicht erreicht wird, dann ist die Korrekturregel falsch!

 Messen Sie nach der Korrektur zu hohe Blutzuckerwerte, dann benötigen Sie zur Blutzuckersenkung mehr Insulin, als Sie bisher angenommen haben. Die Korrekturzahl wird kleiner (z. B. von 50 auf 40 absenken). Messen Sie nach der Korrektur zu niedrige Werte, dann benötigen Sie weniger Insulin. Sie müssen die Korrekturzahl erhöhen (z. B. von 30 auf 40).

Verändern Sie die Korrekturzahl zwischen 30 und 60 in 10er-Schritten. Unterhalb von 30 nehmen Sie bitte vorsichtshalber nur 5er-Schritte vor (60 ↔ 50 ↔ 40 ↔ 30 ↔ 25 ↔ 20 ↔ 15 ↔ 10).

Bitte überprüfen Sie die neu ermittelte Korrekturzahl anfangs häufiger, auch wenn es etwas mühsam ist!

Einige unserer Schulungsteilnehmer haben sich aufgrund ihrer Erfahrungen entschieden, die Korrekturzahl je nach Tageszeit zu variieren. Sie benötigen morgens z. B. eine Korrekturzahl von 30 und mittags eine Korrekturzahl von 50. Probieren Sie aus, wie Sie am besten zurecht kommen.

| Datum: 11.2. ..... | | Arbeitstag ☐ | | Urlaubstag ☐ | | Mo ☐ | Di ☐ | Mi ☐ | Do ☐ | Fr ☐ | Sa ■ | So ☐ |
|---|---|---|---|---|---|---|---|---|---|---|---|---|
| Uhrzeit | | 7 | | | 13 | | 18 | | | | | Gesamt | |
| Blutzucker | | | | | 180 | | 60 | | | | | | |
| Harnzucker/Azeton | | | | | | | | | | | | | |
| BE | | | | | 0 | | | | | | | | |
| BE-Faktor | | | | | | | | | | | | | |
| Bolus | | | | | +3 | | | | | | | | |
| Basis | | 10 | | | | | | | | | | | |
| Bemerkungen | | Korrekturzahl 30 ist zu scharf, besser 40 nehmen | | | | | | | | | | Korrektur-zahl: 30 | |

Abb. 18: Tagebuchbeispiel für zu scharfe Korrektur

# Der Spritz-Ess-Abstand

Um den Blutzuckeranstieg nach dem Essen geringer ausfallen zu lassen, kann man einen Spritz-Ess-Abstand einhalten. Kurzfristig erhöhte Blutzuckerwerte nach der Mahlzeit beeinflussen den HbA1c-Wert kaum (☞ S. 13 und S. 186). Wenn Sie sich für einen Spritz-Ess-Abstand entscheiden, empfehlen wir folgendes:

| Spritz-Ess-Abstand bei Normalinsulin | |
|---|---|
| **Blutzucker vor dem Essen** | **empfohlener Spritz-Ess-Abstand** |
| Unter 80 mg/dl | erst Traubenzucker essen, dann spritzen und gleich essen |
| Um 100 mg/dl (Zielwert) | 10–15 Min. |
| Über 150 mg/dl | 30 Min. |
| Über 200 mg/dl | 45 Min. |
| Über 250 mg/dl | 60 Min. |
| Nicht länger als 1 Stunde warten. Unterzuckerungsgefahr! | |
| **Spritz-Ess-Abstand bei kurzwirkendem Analoginsulin** | |
| **Blutzucker vor dem Essen** | **empfohlener Spritz-Ess-Abstand** |
| Unter 80 mg/dl | erst Traubenzucker essen, dann gleich essen und **nach** dem Essen spritzen |
| Unter 100 mg/dl (Zielwert) | **nach** dem Essen spritzen |
| 100–250 mg/dl | spritzen und **sofort** essen |
| Über 250 mg/dl | 15 Min. |

Tab. 6: Spritz-Ess-Abstand

Ein Spritz-Ess-Abstand ist in vielen Situationen unpraktisch und manchmal überhaupt nicht durchführbar. So können Sie sich z. B. beim Restaurantbesuch nicht darauf verlassen, dass das Essen zu einer bestimmten Zeit auf den Tisch kommt. Deshalb sollten Sie dann, unabhängig von der Blutzuckerhöhe, keinen Spritz-Ess-Abstand einplanen.

In der Schwangerschaft ist es ein wichtiges Ziel für die Gesundheit des Babys, nahezu normale Blutzuckerwerte innerhalb von 2 Stunden nach dem Essen zu erreichen. Schwangeren wird empfohlen, Normalinsulin zu verwenden. In dieser Situation ist ein Spritz-Ess-Abstand eine wichtige Hilfe (☞ S. 133).

## Beliebig viele BE auf einmal?

Bei großen BE-Mengen, z.B. 10 BE, können sich recht hohe Insulindosen ergeben. Sie wissen schon: Je größer die Normalinsulinmenge, desto länger die Wirkung. Deshalb könnte es 3–5 Stunden später zu einer Unterzuckerung kommen. Die Kohlenhydrate sind längst verdaut, aber das Insulin wirkt noch. Was sie vorbeugend tun können:

a) Sie dosieren die Insulinmenge vor dem üppigen Mahl etwas vorsichtiger, indem Sie den BE-Faktor absenken (z.B. von Faktor 2 auf 1,5 oder von Faktor 4 auf 3), oder Sie reduzieren den Essensbolus um 20 %.

b) Sie essen vorbeugend 2 Stunden nach der großen Mahlzeit noch eine Zwischenmahlzeit von 1–2 BE, ohne dafür Insulin zu spritzen.

Allerdings wirken bei manchen Diabetikern große Mahlzeiten verzögert auf den Blutzucker, so dass die verlängerte Wirkung des Normalinsulins gut dazu passt. Bei Verwendung eines kurzwirkenden Analoginsulins kann es manchmal 1–2 Stunden nach der Mahlzeit zu Unterzuckerungen kommen. Um dies zu vermeiden, können Sie das kurzwirkende Analoginsulin in zwei Portionen spritzen (z.B. mit 1 Stunde Abstand). Probieren Sie selbst aus, welche Lösung für Sie richtig ist.

## Insulindosis auf- oder abrunden?

Beim Errechnen der Bolusmenge stehen Sie manchmal vor der Entscheidung, errechnete Einheiten auf- oder abzurunden.

**Entscheidungshilfen:** Morgens und abends runden Sie auf, weil dann die Insulinempfindlichkeit am geringsten ist. Mittags, spätabends und nachts ist die Insulinempfindlichkeit am stärksten, deshalb runden Sie zu diesen Zeiten ab.

Beziehen Sie auch Ihre aktuellen Vorhaben in Ihre Entscheidung ein, z.B. vorsichtigere Dosierung vor Autofahren und Bewegung!

# Ich teste mich selbst

## Fragen zum Thema „Dosierung des kurzwirkenden Insulins"

Antworten ☞ Anhang S. 199

1. Ihr Blutzucker liegt vor dem Essen bei 180 mg/dl (Zielwert: 100 mg/dl, Korrekturzahl 40). Wie viele Einheiten kurzwirkendes Insulin benötigen Sie zur Korrektur des hohen Blutzuckers?

2. Sie wollen morgens 3 BE essen (BE-Faktor: 2), weitere 2 Stunden später soll es dann noch einen Apfel geben. Wie viele Einheiten Normalinsulin spritzen Sie vor dem Frühstück?

3. Wann spritzen Sie Ihr Insulin, wenn die BE-Menge zur Zwischenmahlzeit größer ist als die BE-Menge der davor liegenden Hauptmahlzeit?

    a) alles vor der Hauptmahlzeit spritzen

    b) Insulinmenge halbieren und auf 2 Spritzen verteilen

    c) für Haupt- und Zwischenmahlzeit getrennt spritzen

4. Im Restaurant haben Sie um 19.00 Uhr Korrektur- und Essensinsulin gespritzt und sofort gegessen. Sie haben 3 Gläser Wein getrunken. Um 23.00 Uhr sind Sie wieder zu Hause. Der Blutzucker liegt bei 200 mg/dl. Was tun Sie?

    a) Verzögerungsinsulin spritzen und nach üblicher Korrekturregel kurzwirkendes Insulin spritzen

    b) Verzögerungsinsulin spritzen, Blutzucker über Nacht auslaufen lassen, morgens Blutzucker mit kurzwirkendem Insulin korrigieren

5. Um 7.00 Uhr haben Sie einen Blutzucker von 300 mg/dl gemessen, Azeton im Urin war negativ. Sie haben korrigiert und für Ihr Frühstück gespritzt. Um 10.00 Uhr sind Sie neugierig, wo Ihr Blutzucker liegt. Leider immer noch bei 250 mg/dl. Wie sollten Sie jetzt Ihren Blutzucker korrigieren

    a) wenn Sie Normalinsulin verwenden?

    b) wenn Sie ein kurzwirkendes Analoginsulin verwenden?

## 8.3    Normalinsulin oder kurzwirkendes Analoginsulin?

Sie kennen jetzt alle Regeln zur Dosisanpassung des Bolusinsulins. Damit haben Sie jetzt alle Voraussetzungen, um zu entscheiden, ob ein Normalinsulin oder ein kurzwirkendes Analoginsulin Ihren Bedürfnissen besser entspricht. Vergleichen Sie dazu auch die Angaben zu Wirkungsbeginn, Wirkungsmaximum und Wirkungsdauer der Bolusinsuline in Tabelle 3a, Seite 61. Die folgende Aufstellung über die Vor- und Nachteile von kurzwirkenden Analoginsulinen soll Ihnen bei der Entscheidung helfen.

**Vorteile von kurzwirkenden Analoginsulinen**

- Rascheres Absinken erhöhter Blutzuckerwerte (besonders nach dem Frühstück),
- frühere Korrekturmöglichkeit nach einem Mahlzeitenbolus,
- Möglichkeit der Blutzuckerkorrektur auch bei Zwischenmahlzeiten (3 Stunden nach vorangehendem Bolus),
- geringere Gefahr einer überlappenden Wirkung bei sehr großen Insulindosen,
- liegen zwischen einem späten Abendbrot und dem Schlafengehen nur ca. 3 Stunden, kann ein erhöhter Blutzucker ohne Unterzuckerungsrisiko korrigiert werden,
- geringere Neigung zu Unterzuckerungen bei körperlicher Bewegung 3 Stunden nach einer Bolusinjektion,
- evtl. schnellere Beseitigung einer ketoazidotischen Entgleisung.

**Nachteile von kurzwirkenden Analoginsulinen**

- Basalinsulin-Lücke zu Beginn der Nacht bei frühem Abendbrot (bei Therapie mit 2× NPH-Insulin),
- tagsüber häufig 2 Basisinsulin-Spritzen oder die Verwendung eines langwirkenden Analoginsulins nötig,
- Unterzuckerungsneigung nach großen fettreichen Mahlzeiten,
- Zwischenmahlzeiten lassen sich nicht in den Hauptmahlzeiten-Bolus einberechnen,
- Unsere Empfehlung: Keine Anwendung in der Schwangerschaft (nach Herstellerangaben sind bei Anwendung von Insulin Lispro (Humalog, Liprolog) in einer großen Zahl von Schwangerschaften keine negativen Effekte aufgefallen),
- keine Anwendung bei verzögerter Magenentleerung (Ausnahmen nach individueller Absprache).

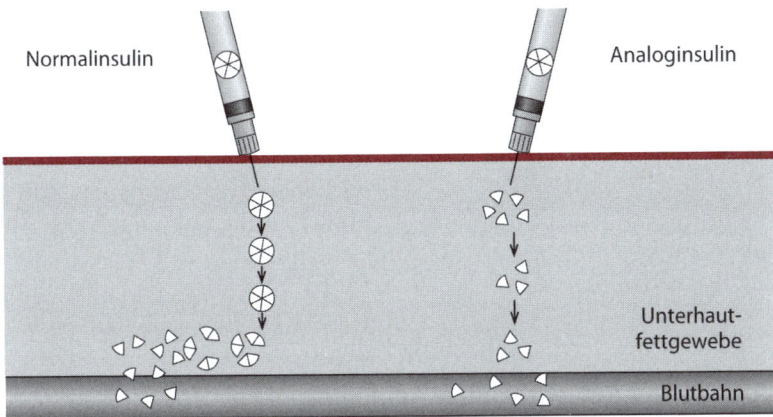

Abb. 19: Schnellerer Zerfall unter der Haut bei kurzwirkendem Analoginsulinen [L157]

Abbildung 19 verdeutlicht, dass kurzwirkende Analoginsuline unter der Haut sofort in einzelne Bausteine zerfallen und dadurch schneller in die Blutbahn gelangen als Normalinsuline.

## 8.4 Wie man das Verzögerungsinsulin dosiert

Aufgabe des Verzögerungsinsulins ist es, eine möglichst lückenlose Grundversorgung mit Insulin zu gewährleisten. Eine optimale Dosierung würde den Blutzucker konstant halten, solange man keine kohlenhydrathaltigen Nahrungsmittel isst und kein Bolusinsulin spritzt.

Bewährt hat sich, ca. 40–50 % des Tagesinsulinbedarfs als Verzögerungsinsulin zu spritzen. Überdosierungen des Verzögerungsinsulins zwingen Sie im Laufe des Tages zum Essen, zu wenig Basisinsulin lässt den Blutzucker ansteigen.

Es ist deshalb sinnvoll, das prozentuale Verhältnis zwischen Normal- und Verzögerungsinsulin von Zeit zu Zeit zu überprüfen. Ziehen Sie aber bitte nur Tage zu Rate, an denen Sie durchschnittlich viel gegessen haben – ein Fastentag würde wahrscheinlich einen Basisanteil von 100 % ergeben! Essen Sie generell täglich wenige BE, wird Ihr Basisanteil über 50 % liegen, ohne dass dadurch der Blutzucker gesenkt wird.

Die meisten Diabetiker mit BBT benutzen NPH-Insulin als Basisinsulin (☞ S. 61, Tab. 3b). Langwirkende Analoginsuline können bei einigen Problemen mit der Basisversorgung hilfreich sein. Viele Anwender schätzen an Lantus, dass sie es nur einmal täglich spritzen müssen. Durch langwirkendes Analoginsulin haben insbesondere zinkverzögerte Insulinpräparate an Bedeutung verloren. Der Vertrieb der letzten zinkverzögerten Insuline wurde im Jahr 2006 eingestellt. Wir haben diese Insulinpräparate in dieser Auflage daher nicht mehr besprochen. Im folgenden Kapitel werden zunächst die Anpassungsregeln bei der Verwendung von NPH-Insulin dargestellt. Diese Regeln sind auf Levemir weitgehend übertragbar. Die langwirkenden Analoginsuline Lantus und Levemir liegen als klare Lösung vor. Ein eigener Abschnitt bezieht sich im Anschluss auf die Besonderheiten bei Verwendung von Lantus.

Viele Diabetiker mit BBT praktizieren ein Insulinschema, das die Basis mit zwei Spritzen NPH-Verzögerungsinsulin abdeckt: eine Injektion am Morgen und eine Injektion am späten Abend (damit das Insulin bis morgens reicht). Für einige wenige Stunden am Abend weist die Basisversorgung dann allerdings eine „Lücke" auf. Da zu dieser Zeit aber meist das Abendessen eingenommen wird, überbrückt das kurzwirkende Insulin zum Essen diese Versorgungslücke (☞ Abb. 11a, S. 58).

Die „Spätesser" unter Ihnen können mit einer zusätzlichen Menge NPH-Verzögerungsinsulin am Mittag, besser noch am Nachmittag die Basisversorgung bis in den späten Abend verlängern (☞ Abb. 11b, S. 58).

Führen Sie Ihre Basis-Bolus-Therapie mit kurzwirkendem Insulinanalogon durch, ist oft ebenfalls eine zweite NPH-Verzögerungsinsulindosis am Nachmittag notwendig (☞ Abb. 11c, S. 58).

## Die Dosierung des abendlichen Verzögerungsinsulins (NPH-Insulin)

Ziehen Sie zur Beurteilung Ihrer abendlichen Verzögerungsinsulindosis bitte Ihre Blutzuckerwerte vor dem Schlafengehen und nach dem Aufstehen zu Rate. Manchmal lässt sich auch eine nächtliche Blutzuckermessung nicht umgehen. Im Folgenden zeigen wir Ihnen typische Probleme und ihre Lösungen.

### Probleme mit nächtlichen Unterzuckerungen

**Beispiel:** Sie haben spätabends einen Blutzucker von 120 mg/dl gemessen. Nachts sind Sie schweißgebadet aus einem schlechten Traum erwacht und essen 4 Täfelchen Traubenzucker (20 g KH). Beim Blutzuckertest 10 Minuten später messen Sie 80 mg/dl. Sie haben also richtig gehandelt. Der Blutzucker ist schon etwas angestiegen, und Sie schlafen bis zum Morgen gut durch. Um 6.00 Uhr messen Sie einen Blutzucker von 130 mg/dl (☞ Abb. 20).

Am nächsten Morgen denken Sie bitte in Ruhe über mögliche Ursachen der Unterzuckerung nach (Spritzfehler? Alkohol? Bewegung nicht einkalkuliert?). Wenn Sie keine Ursache gefunden haben, ist die Insulindosis zur Nacht zu hoch.

Bei unerklärlichen nächtlichen Unterzuckerungen müssen Sie sofort reagieren. Verringern Sie gleich am nächsten Abend die Menge des Verzögerungsinsulins um 10 %!

Manche nächtliche Unterzuckerungen „verschläft" man. Viele Diabetiker berichten aber, dass sie am nächsten Morgen mit Kopfschmerzen aufwachten oder Alpträume hatten. Auch ein stark zerwühltes Bett und ein durchgeschwitzter Schlafanzug können Hinweise auf nächtliche Unterzuckerung sein. Wenn Sie nicht sicher sind, stellen Sie sich für die nächste Nacht den Wecker und messen Sie zwischen 2.00 Uhr und 3.00 Uhr den Blutzucker!

## Probleme mit hohen Blutzuckerwerten am Morgen

**Beispiel:** Es ist schon der dritte Morgen, an dem Sie mit unerklärlich hohen Blutzuckerwerten aufwachen. Eine Erkältung haben Sie nicht und mit den Blutzuckerwerten im Tagesverlauf sind Sie zufrieden. Auch der Blutzucker vor dem Schlafengehen war normal. Erhöhen Sie bitte nicht vorschnell die abendliche Verzögerungsinsulindosis!

| Datum: 6.6. . . . . . | Arbeitstag ☐ | | Urlaubstag ☐ | | Mo ☐ | Di ☐ | Mi ☐ | Do ☐ | Fr ☐ | Sa ☐ | So ☐ |
|---|---|---|---|---|---|---|---|---|---|---|---|
| Uhrzeit | 22 | | 2.10 | | 6 | | | | | | Gesamt |
| Blutzucker | | | 80 | | 130 | | | | | | |
| Harnzucker/Azeton | | | | | | | | | | | |
| BE | | | +4 Täf. Dextro | | | | | | | | |
| BE-Faktor | | | | | | | | | | | |
| Bolus | | | | | | | | | | | |
| Basis | 10 | | | | | | | | | | |
| Bemerkungen | 2.10 schlechter Traum, schweißgebadet aufgewacht | | | | | | | | | | Korrektur-zahl: 40 |

Abb. 20: Tagebuchbeispiel für nächtliche Unterzuckerung

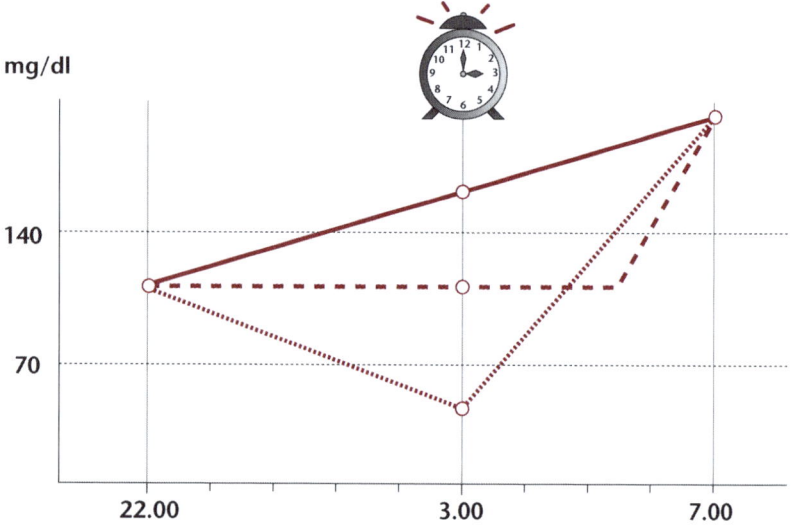

Abb. 21: Mögliche Blutzuckerverläufe in der Nacht bei erhöhten Blutzuckerwerten am Morgen [L157]
obere Linie: Blutzuckeranstieg durch zu niedrige VI-Dosis
mittlere Linie: Blutzuckeranstieg erst in den frühen Morgenstunden
untere Linie: Blutzuckeranstieg nach nächtlicher unbemerkter Unterzuckerung

 Bei hohen Blutzuckerwerten am Morgen erst die Ursache herausfinden. In der nächsten Nacht zwischen 2.00 Uhr und 3.00 Uhr
den Blutzucker messen und je nach Ergebnis richtige Konsequenz
ziehen.

**Ursache Nr. 1: Hohe Blutzuckerwerte in der Nacht.** Wegen Insulinmangels stieg der Blutzucker kontinuierlich an. Es fehlte also Insulin
(obere Linie in Abb. 21).

 Bei hohen Blutzuckerwerten in der Nacht und morgens die abendliche Verzögerungsinsulindosis um 10 % erhöhen.

**Ursache Nr. 2: Unbemerkte Unterzuckerung in der Nacht.** Die
nächtliche Blutzuckermessung ergab einen Blutzucker von 40 mg/
dl (untere Linie in Abb. 21). In diesem Fall waren die morgendlich
hohen Blutzuckerwerte durch unbemerkte nächtliche Unterzuckerungen zustandegekommen, die einen starken Blutzuckeranstieg
auslösten. Diese übersteigerte Gegenregulation kommt jedoch
sehr selten vor.

Bei hohen morgendlichen Blutzuckerwerten nach unbemerkten nächtlichen Unterzuckerungen die abendliche Verzögerungsinsulindosis um 10 % vermindern.

**Ursache Nr. 3: Blutzuckeranstieg nur in den frühen Morgenstunden.** Die Blutzuckermessungen ergaben Normalwerte (mittlere Linie in Abb. 21), so dass keiner der bisher genannten Gründe als Erklärung in Frage kommt. Der Blutzucker stieg also erst in den frühen Morgenstunden an, was zwei Ursachen haben kann, die auch gemeinsam auftreten können:

- Die Wirkung des Verzögerungsinsulins reicht nicht bis zum Morgen.

- Der Insulinbedarf ist in den Morgenstunden durch andere Hormone so stark gesteigert, dass die Basis den Blutzucker nicht halten kann (das ist das so genannte Dawn-Phänomen).

Einige Diabetiker machen die Erfahrung, dass sie gute Blutzuckerwerte am Morgen nur mit einem großen Unterzuckerungsrisiko in der Nacht erzielen können. Wir empfehlen, bei nächtlichen Unterzuckerungen sofort die Verzögerungsinsulindosis zur Nacht zu reduzieren. Mit der geringeren Dosis sind die Werte dann oft so wie in diesem Beispiel am Morgen erhöht (mittlere Linie in Abb. 21).

Folgende Lösungsmöglichkeiten gibt es:

- Spritzen Sie Ihr NPH-Insulin generell in den Oberschenkel oder ins Gesäß, da es dort weniger schnell aufgenommen wird.

- Spritzen Sie Ihr Verzögerungsinsulin abends noch später, z. B. 23.00 oder 24.00 Uhr.

- Wenn das nicht hilft: erhöhen Sie das Verzögerungsinsulin um 10 % und essen Sie zusätzlich 1 BE Vollkornbrot oder ähnliche Nahrungsmittel, die langsam aufgenommen werden.

- Eine weitere Möglichkeit ist, sich den Wecker z. B. auf 5 Uhr zu stellen. Spritzen Sie eine kleine Menge kurzwirkendes Insulin (Faustregel 5 % der Tagesmenge; ☞ S. 87). Danach schlafen Sie weiter.

- Wenn Sie mit diesen Versuchen keinen Erfolg haben, können Sie nach Rücksprache mit Ihrem Arzt ein langwirkendes Analoginsulin ausprobieren. Beim Wechsel auf Levemir spritzen Sie zunächst die gleiche Dosis. Da die Wirkung gleichmäßiger als bei NPH-Insulin ist, können Sie die Dosis ohne gesteigerte Hypoglykämiegefahr erhöhen. Die Umstellung auf Lantus beschreiben wir auf Seite 87 gesondert.

- Eine gute Problemlösung bietet die Insulinpumpe, sie kann mit flexibler Basalrate den morgendlichen Blutzuckeranstieg verhindern (☞ Kapitel 11).

Vielleicht ist dieser Anstieg der Blutzuckerwerte in den frühen Morgenstunden das einzige Problem in der Blutzuckereinstellung für Sie? Überlegen Sie, wie wichtig es für Sie ist, dieses Problem zu lösen. Vielleicht können Sie sich damit ja auch arrangieren.

## Die Überprüfung der Morgendosis

Üblicherweise spritzen Sie tagsüber sowohl Verzögerungsinsulin als auch kurzwirkendes Insulin. Deshalb ist es etwas aufwendiger, die morgendliche Basisspritze zu überprüfen. Sie können die Verzögerungsinsulindosis nur dann exakt beurteilen, wenn kein Bolusinsulin wirkt. Das erreichen Sie durch Auslassen bzw. Verschieben der Mahlzeiten oder Fasten. Die Überprüfung sollte an einem „normalen" Tag durchgeführt werden (normale körperliche Aktivität, keine Krankheit) und der Blutzucker sollte zu Testbeginn unter 180 mg/dl (unter der Nierenschwelle) liegen.

Im Folgenden zeigen wir Ihnen einige Testbeispiele auf. Diese Tests können Sie genauso ausführen, wenn Sie Levemir als Basisinsulin verwenden.

### Test 1: Verschieben oder Weglassen des Mittagessens

Mit diesem Test erfassen Sie vor allem die Zeit der maximalen Insulinwirkung der morgendlichen Verzögerungsinsulindosis (4–6 Stunden nach Injektion). Eine Überdosierung würde Ihnen Unterzuckerungen in der Mittags- und Nachmittagszeit bescheren, die typischerweise dann auftreten, wenn Sie das Mittagessen einmal weglassen oder später essen als üblich.

**So gehen Sie vor**

Am Morgen des Versuchstages haben Sie wie üblich um 7.00 Uhr das Verzögerungsinsulin und das Bolusinsulin für Frühstück und Korrektur gespritzt. Da das Bolusinsulin den Blutzucker bis in die Mittagszeit beeinflusst, beginnen Sie bitte frühestens 4–5 Stunden nach der morgendlichen Injektion mit der Beobachtung des Blutzuckers. Bitte essen Sie nicht vor 15.00 Uhr oder fasten Sie bis zum Abend.

In der Zeit von 12.00 bis 17.00 Uhr messen Sie bitte alle 1–2 Stunden Ihren Blutzucker. Zur Erinnerung: Das Basisinsulin soll den (nahrungsunabhängigen) Blutzucker weder nennenswert heben noch senken. Die folgende Aufstellung zeigt mögliche Blutzuckerverläufe.

| Zeit | Basis richtig dosiert | | Basis zu hoch dosiert | | Basis zu niedrig dosiert | |
|------|--------|--------|-------|---------|--------|-------|
|      | Müller | Schulz | Meyer | Schmidt | Hansen | Jakob |
| 12.30 | 110 | 170 | 110 | 170 | 110 | 170 |
| 14.00 | 95  | 160 | 70  | 140 | 130 | 190 |
| 15.00 | 100 | 160 | 50  | 110 | 160 | 220 |
| 17.00 | –   | 180 | –   | 90  | 190 | 240 |

Tab. 7: Richtige Morgenbasis? (Schema mit 2× VI)

Bei einem Blutzuckeranstieg zwischen 13.00 und 17.00 Uhr das NPH-Insulin oder Levemir am Morgen um 10–20 % erhöhen.

Bei einem Blutzuckerabfall zwischen 13.00 und 17.00 Uhr das NPH-Insulin oder Levemir am Morgen um 10–20 % vermindern.

### Test 2: Verschieben oder Weglassen der Abendmahlzeit (bei Schema mit 2× VI)

Dieser Test zeigt, wie lange das morgens gespritzte Basisinsulin wirkt. Das NPH-Insulin reicht meistens nicht aus, um einen Blutzuckeranstieg am frühen Abend (17.00–20.00 Uhr) zu verhindern. Jedoch kommt eine Erhöhung der Dosis meist nicht in Frage, weil Sie sonst Unterzuckerungen am Mittag riskieren. Bei Verwendung von Levemir reicht die Wirkung wahrscheinlich länger und das in den folgenden Absätzen Gesagte trifft auf Sie nicht zu.

Wenn Sie relativ früh Ihre Abendmahlzeit essen, wird Ihr Insulinbedarf durch den Bolus abgedeckt. Die Lücke in der basalen Insulinversorgung ist also überbrückt. Wenn Sie jedoch zu den „Spätessern" gehören bzw. zeitlich flexibel sein wollen, empfehlen wir Ihnen ein Insulinschema mit einer zusätzlichen Basisspritze am Nachmittag. Der optimale Zeitpunkt für die zweite Basisspritze ist um 15.00 Uhr, da damit eine gleichmäßige Basisversorgung über den ganzen Tag gewährleistet ist. Günstig ist, das Verzögerungsinsulin ca. alle 8 Stunden zu spritzen (Schema mit 3 × NPH-Insulin, ☞ Abb. 11b, S. 58).

Für das „Umsteigen" hat sich folgendes Vorgehen bewährt. Addieren Sie der bisherigen Morgendosis 10–20 % dazu. Teilen Sie diese Menge in eine Morgen- und eine Nachmittagsportion. Wollen Sie die zweite VI-Injektion schon mittags spritzen, empfehlen wir, die Dosis größer als morgens zu wählen. Erfahrungsgemäß müssen Sie als Ausgleich für die schwächere Basiswirkung am späten Vormittag den BE-Faktor morgens etwas anheben. Demgegenüber kann meist der Abendfaktor etwas gesenkt werden, weil Sie nun eine bessere Basisversorgung haben.

Falls bei Ihnen regelmäßig eine Basislücke vor dem Abendbrot auftritt, eine zusätzliche Basisinsulin-Spritze für Sie jedoch nicht in Frage kommt, kann der Umstieg auf ein Analoginsulin (Lantus oder Levemir) eine Alternative darstellen.

## Die Überprüfung der zweiten Basis (bei Schema mit 3× NPH-Insulin)

Testen Sie bitte Ihre Morgendosis wie in Test 1 beschrieben. Spritzen Sie nachmittags, z. B. um 15.00 oder 16.00 Uhr, Ihre zweite Basis und verlängern Sie die Fastenzeit möglichst weit in den Abend (entsprechend Test 2), damit Sie wissen, ob die zweite Basis den Blutzucker bis zu einem späten Abendbrot konstant hält. Sinkt der Blutzucker bis zum Abend stark ab, ist die Dosis zu hoch. Steigt der Blutzucker in dieser Zeit, ist die Dosis zu niedrig (☞ Tab. 8).

| Zeit | zweite Basis richtig dosiert | | zweite Basis zu hoch dosiert | | zweite Basis zu niedrig dosiert | |
|------|--------|---------|---------|--------|--------|--------|
|      | Meyer  | Schmidt | Müller  | Schulz | Hansen | Jakob  |
| 16.00 | 110 | 160 | 110 | 160 | 110 | 160 |
| 17.30 | 100 | 150 | 70  | 130 | 130 | 180 |
| 19.00 | 110 | 160 | 50 + 2 BE | 100 | 160 | 200 |
| 20.30 | 120 | 170 | 100 | 110 | 200 | 260 |
| 21.00 | 130 | 180 | 90  | –   | –   | –   |
| 22.00 | 140 | –   | –   | –   | –   | –   |

Tab. 8: Richtige zweite Basis? (Insulinschema mit 3× NPH-Insulin)

Bei einem Blutzuckeranstieg zwischen 17.00 und 22.00 Uhr die zweite NPH-Insulindosis um 10–20 % erhöhen.

Bei einem Blutzuckerabfall zwischen 17.00 und 22.00 Uhr die zweite NPH-Insulindosis um 10–20 % vermindern.

## Zusatz-Test: Weglassen des Frühstücks

Wenn Sie selten frühstücken, ist dieser Test für Sie informativ. Spritzen Sie morgens nur Ihr Verzögerungsinsulin und testen Sie bis zum Mittag alle 1–2 Stunden den Blutzucker. Vielleicht beobachten Sie, dass trotz richtiger Morgenbasis morgens ein Blutzuckeranstieg erfolgt. Diese Versorgungslücke entsteht durch den langsamen Wirkungseintritt des Verzögerungsinsulins. Normalerweise wird sie durch den Frühstücksbolus überbrückt. Der Anstieg lässt sich verhindern, indem Sie einen „Gupf", d.h. eine kleine Menge kurzwirkendes Insulin (ca. 5 % der Tagesinsulinmenge) zusammen mit der Morgenbasis spritzen. (Der „Gupf" ist in Österreich der kleine Berg, in diesem Fall der kleine Insulinberg. Dieser Begriff stammt von der österreichischen Diabetologin Dr. Kinga Howorka).

Übrigens: Ganztägiges Fasten als Basistest ist nicht nötig. Wollen Sie dennoch einen Tag oder länger fasten, beachten Sie bitte, dass der Basisbedarf nach ca. 12-stündigem Fasten abnimmt. Lesen Sie bitte dazu Seite 97.

## Lantus als Basisinsulin

Lantus ist das erste Analoginsulin mit 24-Stunden-Wirkung. Ähnlich wie bei den anderen Analoginsulinen wird auch bei Lantus das Insulinmolekül durch Austausch und Anfügen von Eiweißbausteinen verändert. Lantus ist ein klares Insulin in saurer Lösung. Es besteht dadurch wie auch bei Levemir eine erhöhte Gefahr, Bolus- und Basisinsulin zu verwechseln. Aufgrund des sauren Milieus in den Lantus-Patronen kann man es nicht mit kurzwirkendem Insulin mischen.

Der Verzögerungseffekt wird dadurch erreicht, dass Lantus nach der Injektion im chemisch neutralen Unterhautfettgewebe schwer löslich wird. Die Abgabe in die Blutbahn erfolgt dadurch verzögert. Die Wirkung beginnt nach ca. 4 Stunden. Die Wirkdauer beträgt über 24 Stunden, und die Wirkung ist sehr gleichmäßig mit einem geringen Maximum nach 12–16 Stunden. Lantus wird daher nur einmal täglich, meist abends zwischen 18.00 Uhr und 22.00 Uhr gespritzt (☞ Abb. 11d, S. 59). Es ist ebenfalls möglich, Lantus morgens zu spritzen.

Wenn Sie planen, von NPH-Insulin auf Lantus zu wechseln, sollten Sie mit Ihrem Arzt über die Vor- und Nachteile einer Umstellung sprechen. Bei der Umstellung können Sie sich an der bisherigen Verzögerungsinsulin-Dosis orientieren (Tab. 9).

| Basis-Schema | Erste Lantus-Dosis |
|---|---|
| 1 × NPH-Insulin | 100 % der bisherigen Dosis |
| 2 × NPH-Insulin | 80 % der bisherigen Dosis |
| 3 × NPH-Insulin | 75 % der bisherigen Dosis |

Tab. 9: Umrechnung der Dosis des NPH-Insulins bei erster Verwendung von Lantus

Nach unserer Erfahrung ist es sinnvoll, erst einmal drei Tage zu warten, bevor Sie die zunächst gewählte Lantus-Dosis verändern. Bei der langen Wirkdauer dieses Insulins muss sich im Körper erst ein neues Gleichgewicht einstellen.

In den meisten Fällen wird Lantus eingesetzt, weil sich bei NPH als Basisinsulin Versorgungslücken ergeben haben. Diese Versorgungslücken wurden in der bisherigen Therapie mit dem Bolus teilweise überbrückt. Es ist damit zu rechnen, dass die BE-Faktoren an die veränderte Basisinsulinversorgung angepasst werden müssen (Tab. 10).

| bisherige Basis | Veränderung der BE-Faktoren beim Lantus |
|---|---|
| **1 × NPH-Insulin** | morgens verringern |
|  | mittags verringern |
|  | abends verringern |
| **2 × NPH-Insulin** | morgens verringern |
|  | mittags erhöhen |
|  | abends verringern |
| **3 × NPH-Insulin** | morgens verringern |
|  | mittags beibehalten |
|  | abends beibehalten |

Tab. 10: Anpassung der BE-Faktoren bei Umstellung von NPH-Insulin auf Lantus

Ob die gewählte Lantus-Dosis richtig ist, zeigt Ihnen vor allem der Blutzuckerverlauf in der Nacht. Die anderen im Abschnitt über NPH-Insulin beschriebenen Basis-Tests geben Ihnen unter Umständen wichtige Zusatzinformationen. Im Prinzip können Sie sie ganz ähnlich auch mit Lantus durchführen. Sie sind hier nur so weit erklärt, wie sie zu einer Änderung in der Diabetestherapie benötigt werden.

## Beurteilung des Blutzuckers in der Nacht

Da Lantus 24 Stunden wirkt, führt eine Steigerung oder Verringerung der Dosis auch ganztägig zu Veränderungen in der Basisversorgung. Tagsüber können Sie sich auf diese Änderungen zum Beispiel durch Anpassung der BE-Faktoren einstellen. Diese Möglichkeit haben Sie nachts nicht. Die Dosis sollte daher so gewählt sein, dass der Blutzuckerverlauf in der Nacht möglichst gleichmäßig ist.

Um dies zu beurteilen, ist es manchmal notwendig, sich nachts den Wecker zu stellen und gegen 3.00 Uhr den Blutzucker zu testen. Sie werden dies in der Phase der ersten Einstellung mit Lantus öfter tun, später dann nur noch, wenn Sie morgens unerklärlich hohe Blutzuckerwerte haben oder Unterzuckerungen in den Nacht- und Morgenstunden. In Tabelle 11 finden Sie Beispiele für Blutzuckerverläufe (in mg/dl) in der Nacht. In der rechten Spalte können Sie ablesen, wie Sie die Basis verändern können.

| 22.00 Uhr | 3.00 Uhr | 7.00 Uhr | Dosisänderung von Lantus |
|-----------|----------|----------|--------------------------|
| 120 | 110 | 160 | um 10–20 % erhöhen |
| 120 | 110 | 70 | um 10–20 % verringern |
| 120 | 100 | 100 | beibehalten |
| 120 | 50 + 2 BE | 120 | um 10–20 % verringern |

Tab. 11: Blutzuckerverlauf in der Nacht und Dosisanpassung von Lantus

Die wichtigste Information darüber, ob die Lantus-Dosis richtig gewählt ist, gibt der Blutzuckerverlauf in der zweiten Nachthälfte. Bei einer Veränderung des Blutzuckers von 30 mg/dl oder mehr sollte eine Dosisanpassung erfolgen. Bei einer nächtlichen Unterzuckerung, für die es sonst keine Erklärung gibt, sollten Sie die Insulindosis gleich am nächsten Abend verringern.

### Test 1: Weglassen des Frühstücks

Genau wie bei NPH-Insulin ist dieser Test bei Verwendung von Lantus vor allem für die Diabetiker von Bedeutung, die morgens selten frühstücken. Bei einigen Diabetikern wirken körpereigene Hormone morgens so stark blutzuckersteigernd, dass die Basis nicht ausreicht, um den Blutzucker konstant zu halten. Steigt Ihr Blutzucker am Vormittag regelmäßig um ca. 50 mg/dl an, empfehlen wir die Injektion einer kleinen Menge kurzwirkenden Insulins (ca. 5 % der Tagesinsulinmenge) gleich nach dem Aufstehen.

### Test 2: Weglassen des Mittagessens

Bei einigen Diabetikern ist der Bedarf an Basisinsulin tagsüber und nachts sehr unterschiedlich. Es ergibt sich dann unter Umständen eine Neigung zu Unterzuckerungen am frühen Nachmittag, wenn Lantus verwendet wird. Dies können Sie durch Weglassen des Mittagessens austesten.

**Probleme mit Unterzuckerungen am Nachmittag**

Folgende Möglichkeiten haben Sie, um auf eine Unterzuckerungsneigung am Nachmittag zu reagieren.

- Verringern des BE-Faktors mittags,

- eingeplante Zusatz-BE ohne Berechnung am Nachmittag,

- besondere Vorsicht bei sportlichen Aktivitäten am Nachmittag (besonders viele Sport-BE),

- manchmal kann eine Vorverlegung des Spritzzeitpunktes von 22.00 auf ca. 18.00 Uhr helfen. Das gering ausgeprägte Wirkmaximum von Lantus liegt dann am Vormittag, wo meist ohnehin ein größerer Basisbedarf besteht.

In dieser Situation ist es nicht sinnvoll, die Lantus-Dosis zu verringern, da es dann wahrscheinlich zu einem Anstieg des Blutzuckers in der Nacht kommen wird.

### Test 3: Weglassen des Abendessens

Bei einigen Diabetikern wirkt Lantus kürzer als 24 Stunden. Beim Weglassen des Abendessens kommt es dann in den Abendstunden zu einem Anstieg des Blutzuckers. In der Regel können Sie diese Basislücke, wenn Sie davon betroffen sind, durch das Bolusinsulin zum Abendessen überbrücken. Wenn Sie jedoch regelmäßig sehr spät zu Abend essen, empfehlen wir eine zweite Basisspritze.

So gehen Sie dabei vor: Verteilen Sie die bisherige Lantus-Dosis gleichmäßig auf zwei Spritzen morgens und abends. Überprüfen Sie dann die Basisversorgung in der Nacht (☞ Tab. 11, S. 89) Falls Sie die Lantus-Dosis verändern müssen, erhöhen oder verringern Sie die Dosis beider Spritzen gleichermaßen. Da die Basislücke am Abend jetzt „gestopft" ist, können Sie den BE-Faktor zum Abendbrot verringern.

# Ich teste mich selbst

## Fragen zum Thema „Dosierung des Verzögerungsinsulins"

Antworten ☞ Anhang S. 200

Die Lösungsmöglichkeiten der Fragen 2 und 3 sind im Text nicht erklärt. Aber mit etwas Nachdenken können Sie die Antworten finden.

1. Sie haben schon mehrfach hohe Blutzuckerwerte am Morgen gemessen. Am Abend sind Sie mit normalen Blutzuckerwerten ins Bett gegangen. Wie entscheiden Sie sich?

   a) weiter abwarten

   b) Wecker stellen und nachts zwischen 2.00 und 3.00 Uhr den Blutzucker messen. Erst danach entscheiden, ob die Dosis erhöht oder gesenkt werden muss.

   c) Dosis sofort um 10 % erhöhen

2. Am Abend haben Sie anstelle von 8 Einheiten Verzögerungsinsulin 8 Einheiten Normalinsulin gespritzt. Was tun Sie jetzt?

3. Sie wissen nicht genau, ob Sie Ihr NPH-Insulin für die Nacht bereits gespritzt haben. Sie durchdenken die Möglichkeiten, die sie haben. Welche der folgenden Lösungen erscheint Ihnen am sichersten?

   a) ganze Dosis spritzen

   b) gar nichts spritzen

   c) halbe Dosis spritzen

4. Sie haben wegen einer wichtigen Sitzung keine Zeit zum Mittagessen. Noch während der Besprechung bemerken Sie gegen 13.30 Uhr eine Unterzuckerung. Was könnte die Ursache dafür sein? Die letzte NI-Injektion war um 7.30 Uhr vor dem Frühstück bei einem Blutzucker von 120 mg/dl.

5. Als Basisinsulin verwenden Sie Lantus. In dieser Woche kommen Sie nicht zum Frühstücken. Mittags messen Sie konstant erhöhte Blutzuckerwerte, auch wenn der Nüchternwert im Normbereich lag. Was tun Sie?

   a) Sie erhöhen die Lantus-Dosis am nächsten Abend

   b) „Da lässt sich nichts ändern!", Sie korrigieren lediglich die erhöhten Blutzuckerwerte mittags

   c) Sie spritzen morgens eine kleine Menge kurzwirkendes Insulin, um den Blutzuckeranstieg zu verhindern.

## 8.5 NPH- oder Analoginsulin?

Ähnlich wie im Abschnitt zum Bolusinsulin möchten wir Ihnen im Folgenden durch eine Aufstellung der Vor- und Nachteile der lang-wirkenden Analoginsuline Lantus und Levemir eine Entscheidungs-hilfe für den Wechsel geben.

**Vorteile der Analoginsuline**

- Verbesserung des Blutzuckerverlaufs in der Nacht, wenn die Wir-kung von NPH-Insulin zu kurz anhält,

- Verringerung der nächtlichen Unterzuckerungsgefahr durch gleichmäßigere Wirkung,

- geringere Schwankungsbreite der Morgenwerte,

- nur eine Basisspritze täglich (gilt nur für Lantus),

- bei gleichzeitiger Verwendung kurzwirkender Analoginsuline ent-fallen die hierdurch entstehenden Basislücken.

**Nachteile der Analoginsuline**

- Mischung mit kurzwirkendem Insulin nicht möglich,

- Verwechslungsgefahr mit kurzwirkendem Insulin durch klare Lösung,

- keine Anwendung in der Schwangerschaft,

- keine Daten zur Langzeitsicherheit.

Speziell für Levemir gilt:

- Meist steigt der Insulinbedarf.

Speziell für Lantus gilt:

- Die Dosisfestlegung ist nur nach dem Verlauf in der Nacht sinn-voll; dies kann zu anderen Tageszeiten zu einer zu hohen oder zu geringen Basisversorgung führen. Die Folgen können sein:

  - geringere Flexibilität beim Verschieben oder Weglassen von Mahlzeiten,

  - Essen von Zusatz-BE ohne Berechnung zu bestimmten Tages-zeiten (z. B. nachmittags),

  - Anpassung an den Insulinbedarf während und nach Sport ist schwieriger (☞ S. 123).

Nicht immer lassen sich Blutzuckeranstiege am frühen Morgen durch den Einsatz von Lantus oder Levemir vollständig vermeiden.

Wenn dies ein gravierendes Problem bei Ihrer Diabeteseinstellung bleibt, sollten Sie eine Umstellung auf die Insulinpumpentherapie erwägen. Bei dieser Therapieform kann man die Basalrate Stunde für Stunde an die verschiedenen Bedürfnisse des Körpers anpassen.

Treten bei Verwendung von Analoginsulinen Probleme bei Ihrer Insulintherapie auf, ist ein Wechsel zurück auf NPH-Insulin jederzeit möglich.

## 8.6 Grundsätzliches zu Analoginsulinen

Kurzwirkende Analoginsuline verbessern die Blutzuckerwerte nach dem Essen. In einigen Studien ergaben sich Verbesserungen im HbA1c im Bereich von 0,2–0,3 %. Langwirkende Analoginsuline verbessern vor allem die Blutzuckerwerte am Morgen. HbA1c-Verbesserungen konnten bisher nicht gezeigt werden. Alle Analoginsuline zeigen in Studien eine Tendenz zu weniger Unterzuckerungen. Analoginsuline können durch ihre Wirkweise für einen Teil der Betroffenen eine Verbesserung ihrer Blutzuckerkontrolle bewirken. Derzeit laufen Studien, die bei Menschen mit bestimmten Problemen in der Diabetestherapie herausfinden sollen, in welchen Situationen ein Analoginsulin besonders vorteilhaft sein kann.

Viele Diabetiker entscheiden sich für ein Analoginsulin, weil sie sich dadurch Erleichterungen im täglichen Umgang mit dem Diabetes versprechen. Mit kurzwirkenden Analoginsulinen kann man einfacher spontane Zwischenmahlzeiten zu sich nehmen und der Spritz-Ess-Abstand kann entfallen, ohne dass man höhere Blutzuckerwerte nach dem Essen riskiert. Und bei Verwendung von Lantus spart man täglich ein bis zwei Injektionen ein. Ein zusätzlicher Vorteil ergibt sich bei Menschen mit einem starken Blutzuckeranstieg am Morgen (☞ S. 83).

Analoginsuline haben in vielen Studien an betroffenen Menschen ihre Sicherheit bewiesen. In den präklinischen Versuchsreihen, die mit Tieren und menschlichen Zellkulturen durchgeführt wurden, ergab sich bei Lantus an einer Tumorzellreihe ein verstärktes Wachstum. Umfangreiche Untersuchungen zeigten andererseits, dass Lantus im Tierversuch, auch über mehrere Jahre in bis zu 20facher Überdosis gegeben, keine Tumoren erzeugte und dass es auch beim Menschen keine Hinweise auf ein Tumorwachstum gibt. In einer Studie bei Menschen mit Typ-2-Diabetes trat nach dem Gebrauch von Lantus eine Verschlimmerung der diabetesbedingten Augenhintergrunderkrankungen auf. Die amerikanische Zulassungsbehörde für Arzneimittel (FDA) hat daher eine Studie gefordert, in der dieses

Risiko genauer geprüft wird. Die Ergebnisse werden erst in den nächsten Jahren vorliegen.

Analoginsuline sind wie alle neu auf dem Markt befindlichen Medikamente generell nicht zur Behandlung von Schwangeren zugelassen. Für alle neuen Arzneimittel gilt: Es gibt keine Informationen über die Langzeiteffekte. Sehr seltene, aber mitunter bedeutsame Nebenwirkungen treten erst dann zu Tage, wenn nach der Zulassung Millionen von Menschen diese Medikamente einnehmen. Die pharmazeutischen Firmen sind verpflichtet, alle Berichte über Nebenwirkungen zu sammeln und an die Zulassungsbehörden zu melden. Dies kann im Rahmen des sog. Stufenplanverfahrens dazu führen, dass das Medikament vom Markt genommen wird (z. B. Lipobay, ein Cholesterinsenker). Über eine mögliche krebsauslösende Wirkung kann man erst nach einem Zeitraum von 10 bis 20 Jahren genug Informationen gewinnen, um das genaue Risiko einer Substanz zu beurteilen.

Zusammenfassend steht dem Nutzen eines neuen Medikaments immer auch das Risiko noch unbekannter Nebenwirkungen gegenüber. Jeder sollte sich bei einem Analoginsulin selbst informieren, wie groß der eigene Nutzen ist, welches Risiko er für diesen Nutzen auf sich nehmen will und ob es Alternativen gibt.

## 8.7 Verhalten in besonderen Situationen

Mit den bisher genannten Regeln zur Insulinanpassung werden Sie die meisten Lebenssituationen bewältigen können. Spezielle Probleme wie z. B. Krankheit können jedoch die Anwendung besonderer Regeln erforderlich machen.

### Fieberhafte Infekte: Ketoazidosegefahr!

Sicher haben Sie schon beobachtet, dass sich Ihr Insulinbedarf im Krankheitsfall verändern kann.

Besonders bei fieberhaften Infekten kann der Insulinbedarf drastisch ansteigen. Beachten Sie bitte deshalb unbedingt folgende Grundregel:

Bei fieberhaften Infekten Blutzucker und Azetonausscheidung regelmäßig testen!

Je nach Ergebnis des Azetontests verfahren Sie bitte folgendermaßen:

### Infekt ohne Azetonausscheidung im Urin

**Beispiel:** Sie liegen mit erhöhter Temperatur und Halsschmerzen im Bett. Sie testen Blutzucker und Azeton alle 4 Stunden. Wenn Ihre Blutzuckerwerte höher sind als sonst, brauchen Sie mehr Insulin. Vergleichen Sie Ihre benötigte Tagesinsulinmenge jeweils mit dem Vortag.

### Wenn sich der Insulinbedarf erhöht:

- Verzögerungsinsulin in Schritten von 10–20 % erhöhen,
- Außerdem die BE-Faktoren in Stufen von 0,5 E/BE erhöhen,
- Auch die Korrekturregel verschärfen, z.B. die Korrekturzahl von 50 auf 40 senken,
- Erhöhen Sie die Insulinmengen solange, bis Ihr Blutzucker annähernd im Zielbereich ist.

Sobald die Erkrankung abklingt, müssen Sie u.U. mit der höheren Insulindosierung zügig wieder zurückgehen.

### Infekt mit Azetonausscheidung im Urin

Falls die Blutzuckerwerte sich verschlechtern und Azeton im Urin ++/+++ ist, müssen Sie das Schema der Behandlung einer schweren Stoffwechselentgleisung anwenden (☞ S. 99). **Bitte scheuen Sie sich nicht, Ihren Arzt oder Ihr Diabeteszentrum um Hilfe zu bitten!**

## Erbrechen und Durchfall

Bedenken Sie bitte, dass Ihr Körper Insulin braucht, auch wenn Sie nichts essen, bzw. die Nahrung nicht bei sich behalten können. Wenn Sie kein Insulin spritzen, führt das zu einer schweren Stoffwechselentgleisung.

Bei akuten Erkrankungen mit Übelkeit, Erbrechen oder Durchfall

- zunächst nur das Verzögerungsinsulin spritzen,

- alle 3–4 Stunden den Blutzucker testen,

- bei hohen Blutzuckerwerten Azetontest und Korrektur mit kurz-wirkendem Insulin. Bleibt der Blutzucker unverändert hoch, und ist Azeton ++/+++, Behandlungsschema der schweren Stoffwech-selentgleisung anwenden (☞ S. 99),

- bei niedrigen Blutzuckerwerten schluckweise gezuckerten Tee oder Colagetränke trinken.

Sobald Sie es zuträglich finden, beginnen Sie mit einem langsamen Kostaufbau. Sind Sie sich nicht sicher, ob Sie die Nahrung bei sich behalten werden, so spritzen Sie lieber 1–2 Stunden nach dem Essen.

### Tipps für die Kohlenhydratzufuhr bei Erbrechen

- **Colagetränke** in kleinen Schlucken trinken, schlagen Sie jedoch vorher die Kohlensäure heraus. Colagetränke stoppen den Brech-reiz. 1/2 kleines Glas (ca. 100 ml) entspricht 1 BE.

- **Salzstangen** essen. Sie gleichen den Salzverlust aus. 15–20 Stück (15 g) entsprechen 1 BE.

- **Tee mit Zucker** in kleinen Schlucken trinken. Pro Tasse 2 gehäufte Teelöffel Zucker (1 BE) zufügen.

- **Zwieback** (2 Stück = 1 BE), Banane (1/2 Banane = 1 BE) und **Ha-ferflocken** (2 Essl. = 1 BE) sind Kohlenhydrate in konzentrierter, leicht verträglicher Form.

### Tipps für die Kohlenhydratzufuhr bei Durchfall

Wenngleich ein Vorteil für einen langsamen Kostaufbau bei Durch-fallerkrankungen nicht erwiesen ist, ziehen es viele Betroffene vor, die Kost schrittweise aufzubauen.

- **Stufe 1:** gezuckerter schwarzer Tee. Pro Tasse 2 Teelöffel Zucker zufügen,

- **Stufe 2:** Zwieback, Banane,

- **Stufe 3:** geriebener Apfel.

Anschließend sollten Sie auf eine leicht verträgliche Kost (fettarm, leicht verdaulich) übergehen. „Hafertage" sind unnötig.

Der typische Durchfall bei Reisen in südliche Länder dauert meist 1–3 Tage. Sorgen Sie vor und nehmen Sie das Nötigste von zu Hause mit.

## Medizinische Untersuchungen und kleinere Eingriffe

Sie sollen wegen einer Röntgenuntersuchung des Magens nüchtern beim Arzt erscheinen. Spritzen Sie deshalb bitte nur Ihr Verzögerungsinsulin und eine eventuelle Blutzuckerkorrektur. Das Essensinsulin spritzen Sie erst dann, wenn Sie wieder essen dürfen.

Bei kleineren Eingriffen (z. B. Zahnextraktion) gehen Sie bitte genauso vor. Testen Sie Ihren Blutzucker im üblichen 4–6 Stundenrhythmus und korrigieren Sie, falls notwendig.

Wir empfehlen, in solchen Situationen etwas höhere Blutzuckerwerte als gewöhnlich anzustreben (z. B. 150 statt 100 mg/dl), damit es während des Eingriffs nicht zu einer Unterzuckerung kommt.

Tipps zum Umgang mit dem Diabetes bei Krankenhausaufenthalten geben wir im Kapitel 16 (☞ S. 170).

## Fasten und Abnehmen

Wollen Sie einmal einen Tag fasten, dann spritzen Sie nur das Verzögerungsinsulin. Evtl. ist es erforderlich, dass Sie morgens eine kleine Menge kurzwirkendes Insulin zusätzlich spritzen müssen, um den morgendlichen Blutzuckeranstieg, den viele Diabetiker haben, zu vermeiden (ca. 5 % der Tagesinsulinmenge). Das sind bei einem Tagesinsulinbedarf von 50 Einheiten 2–3 Einheiten.

Nach ca. 12-stündigem Fasten kann der Blutzucker etwas absinken, so dass Sie zur Stabilisierung des Blutzuckers über den Tag verteilt 2–3 BE Traubenzucker benötigen. Das ist normal, denn die Leber schüttet bei längerem Fasten weniger Zucker aus als sonst.

Haben Sie vor, länger als einen Tag zu fasten, so sollten Sie das Verzögerungsinsulin in 10 %-Schritten verringern.

# Ich teste mich selbst

 ## Fragen zum Thema „Verhalten in besonderen Situationen"

Antworten ☞ Anhang S. 200

1. In welchen Situationen sollten Sie Ihren Urin auf Azeton testen?

   a) immer wenn Sie Blutzucker testen

   b) wenn der Blutzucker über 240 mg/dl liegt

   c) bei Gewichtsabnahme

   d) bei Fieber

2. Mit welchen Maßnahmen verhindern Sie einen Blutzuckeranstieg im Rahmen einer Erkältung?

3. Sie haben Brechdurchfall. Das Bolusinsulin zu den Mahlzeiten entfällt, da Sie die Nahrung nicht bei sich behalten. Was tun Sie, damit sich Ihr Zustand nicht verschlechtert?

   a) alle 4 Stunden den Blutzucker testen

   b) bei niedrigen Blutzuckerwerten schluckweise gezuckerten Tee trinken

   c) bei hohen Blutzuckerwerten Azetontest und Blutzuckerkorrektur durchführen, Fieber messen

4. Sie sollen morgens nüchtern (d.h. ohne gefrühstückt zu haben) beim Arzt erscheinen. Wie verfahren Sie morgens mit Ihrem Bolusinsulin?

   a) wie gewohnt spritzen

   b) falls nötig, Korrekturinsulin zu Hause spritzen, das Insulin für das Essen nach dem Arztbesuch spritzen

5. Wie verfahren Sie bei diesem Arztbesuch mit dem Basisinsulin?

   a) wie gewohnt spritzen

   b) Basisinsulindosis am Abend vorher um 10 % verringern

   c) falls Sie mehrfach täglich eine Basis spritzen, mit der Morgenbasis bis nach dem Arztbesuch warten

# 9 Behandlung einer schweren Stoffwechselentgleisung

Denken Sie bei anhaltend hohen Blutzuckerwerten an die Möglichkeit einer schweren Stoffwechselentgleisung. Häufig wird der Zeitpunkt für eine selbstständige Behandlung der Stoffwechselentgleisung verpasst, weil man nicht daran denkt, einen Azetontest durchzuführen.

Bei Übelkeit, Erbrechen, Bauchschmerzen und/oder einem Blutzucker über 240 mg/dl Azeton testen!

Wenn Sie trotz Blutzuckerkorrektur mehrfach hohe Blutzuckerwerte und viel Azeton (++ bis +++) im Urin messen, liegt eine schwere Entgleisung des Stoffwechsels vor. Oft kommt es dabei zu Übelkeit, Erbrechen oder Bauchschmerzen. Wenn Sie nicht handeln, können Sie in eine Ketoazidose mit Bewusstlosigkeit (Koma) kommen. **Bitten Sie Ihren Arzt telefonisch um Hilfe oder suchen Sie das nächste Krankenhaus auf, wenn Sie unsicher sind oder Ihre Maßnahmen nicht zum Erfolg führen.**

Ursache ist oft eine Erkrankung (meist mit Fieber) oder das Weglassen von Insulin. Auch ein defekter oder falsch bedienter Pen könnte der Grund sein!

**Vermeiden Sie jetzt körperliche Anstrengung und essen Sie nichts. Ihr Körper braucht sofort kurzwirkendes Insulin und Wasser!**

Falls Sie Ihr kurzwirkendes Insulin mit einem Pen spritzen, vergewissern Sie sich, ob er funktioniert – im Zweifelsfall lieber eine Spritze benutzen. Insulinkonzentration beachten, ☞ S. 24.

Bei mehrfach hohen Blutzuckerwerten (über 240 mg/dl) und viel Azeton im Urin (++ bis +++):

- sofort 20 % der gesamten Tagesinsulinmenge (Bolus und Basis zusammen gerechnet) in Form von kurzwirkendem Insulin spritzen (z. B. bei 40 E Tagesinsulinmenge 8 E spritzen),

- viel Wasser trinken (ca. 1 l pro Stunde),

- nach 2 Stunden Blutzucker und Azeton im „frischen" Urin (☞ S. 20) messen. Falls Situation unverändert, Vorgehen wiederholen: Erneut 20 % der Tagesinsulinmenge in Form von kurzwirkendem Insulin spritzen.

• Wenn Sie nach 3 Insulininjektionen die Stoffwechselentgleisung nicht beheben konnten oder keine Flüssigkeit mehr bei sich behalten können, suchen Sie das nächste Krankenhaus auf.

Sinkt der Blutzucker unter 240 mg/dl bei weiterhin hoher Azetonausscheidung im „frischen" Urin, gehen Sie wie folgt vor:

Bei Blutzuckerwerten unter 240 mg/dl und viel Azeton im Urin (++ bis +++)

• 10 % der Tagesinsulinmenge in Form von kurzwirkendem Insulin spritzen (z. B. bei 40 E Tagesinsulinmenge: 4 E spritzen),

• weiter viel Wasser trinken,

• nach 2 Stunden Blutzucker und Azeton messen. Falls Situation unverändert, Vorgehen wiederholen.

Wenn der Blutzucker unter 180 mg/dl gesunken und Azeton nicht höher als + im „frischen" Urin ist, haben Sie es geschafft.

Bei Blutzuckerwerten unter 180 mg/dl und Azeton negativ bzw. +:

• kein zusätzliches Insulin mehr spritzen,

• weiter viel Wasser trinken,

• 2 BE essen, da das Insulin noch wirkt! Eine Banane ist wegen des hohen Kaliumgehalts besonders geeignet,

• nach 2 Stunden Blutzucker und Azeton messen.

Es kann sein, dass der Blutzucker schon nach 1 oder 2 Insulininjektionen normalisiert ist, man muss nicht alle Schritte durchlaufen.

Vergessen Sie nicht, Ihre Insulintherapie fortzusetzen. Ihr Verzögerungsinsulin sollten Sie weiter zu den gewohnten Zeiten spritzen. Bedenken Sie den weiterhin erhöhten Insulinbedarf, falls Sie durch eine fieberhafte Erkrankung in den Insulinmangel hineingeraten sind.

**Wenn Sie alleine leben:**
Bitten Sie im Krankheitsfall Angehörige oder Freunde um Hilfe, damit Ihre Versorgung sichergestellt ist. Bedenken Sie, dass Sie bei schwerer Entgleisung des Diabetes schläfrig oder sogar bewusstlos werden können und deshalb womöglich die notwendige Insulinzufuhr nicht durchführen! Telefonieren Sie rechtzeitig mit Ihrem Diabetesarzt und besprechen Sie Ihr Vorgehen.

# Stoffwechselentgleisung - Ketoazidose

Bei Übelkeit, Erbrechen, Bauchschmerzen
und/oder BZ über 240 mg/dl

**Azeton testen**

Azeton ++ bis +++

Azeton negativ

Arzt
informieren

Holen Sie sich Hilfe,
Sie dürfen nicht einschlafen

BZ-Korrektur je nach kurzwirkendem Insulin 3 bzw. 4 Std.
nach dem letzten Bolus

Sofort 20% der gesamten Tagesinsulinmenge* in
Form von kurzwirkendem Insulin spritzen, viel
Wasser trinken, nach 2 Std. den Blutzucker messen

Blutzucker erneut über 240 mg/dl
und Azeton ++ bis +++:
Erneut 20% der gesamten Tagesinsulinmenge*
in Form von kurzwirkendem Insulin spritzen, viel
Wasser trinken, nach 2 Std. den Blutzucker messen

Blutzucker unter 240 mg/dl und Azeton ++ bis +++:
10% der gesamten Tagesinsulinmenge* in Form von
kurzwirkendem Insulin spritzen, viel Wasser trinken,
nach 2 Std. den Blutzucker messen

Blutzucker unter 180 mg/dl und Azeton 0 bis +:
Jetzt kein zusätzliches Insulin mehr spritzen, weiter viel
Wasser trinken, 2 BE essen (günstig ist Banane), da der
Blutzucker noch weiter sinkt (Hypoglykämiegefahr),
nach 2 Std. den Blutzucker messen

**Erforschen Sie die Ursache Ihrer Entgleisung!**

Tragen Sie bitte hier Ihren jetzigen Insulinbedarf ein:

| | | | | |
|---|---|---|---|---|
| Basis morgens: | _____ Einheiten | | Bolus morgens: | _____ Einheiten |
| Basis mittags: | _____ Einheiten | | Bolus mittags: | _____ Einheiten |
| Basis abends: | _____ Einheiten | | Bolus abends: | _____ Einheiten |
| Summe Basis: | _____ Einheiten | | Summe Bolus | _____ Einheiten |

*jetzige Tagesinsulinmenge: _____ Einheiten
davon 10% = _____ Einheiten
davon 20% = _____ Einheiten

Abb. 22: Behandlungsschema Stoffwechselentgleisung – Ketoazidose [L157]

Auf der Seite 101 steht das Schema zur Behandlung der schweren Stoffwechselentgleisung aus unserem „Tagebuch für Diabetiker mit Intensivierter Insulintherapie (ICT) bzw. Basis-Bolus-Therapie" (☞ Abb. 22). Wir empfehlen Ihnen, den unteren Abschnitt mit Ihren Werten auszufüllen. Sie haben es dann im „Ernstfall" leichter.

# Ich teste mich selbst

## Fragen zum Thema „Behandlung einer schweren Stoffwechselentgleisung"

Antworten ☞ Anhang S. 201

1. Wie viel kurzwirkendes Insulin spritzen Sie, wenn der Blutzucker trotz Korrektur den ganzen Tag um 300 mg/dl lag und die Ketonkörperuntersuchung des Urins eine starke Azetonausscheidung (+++) ergibt?

2. Sie haben eine schwere Stoffwechselentgleisung festgestellt. Wann spritzen Sie kurzwirkendes Insulin?

   a) sofort

   b) bei der nächsten fälligen Insulininjektion

3. Wenn der Diabetes entgleist ist, sollten Sie Ihren Blutzucker häufiger als sonst testen. In welchen Zeitabständen tun Sie das?

4. Wegen einer schweren Entgleisung des Diabetes haben Sie bereits zweimal 20 % der Tagesinsulinmenge als kurzwirkendes Insulin gespritzt. Nach 2 Stunden testen Sie: Urin azetonfrei, Blutzucker 180 mg/dl. Was sollten Sie jetzt tun?

   a) viel Wasser trinken

   b) sofort 20 % der gesamten Tagesinsulinmenge in Form von kurzwirkendem Insulin spritzen

   c) zweistündlich den Blutzucker messen

   d) 2 BE, z.B. eine Banane, essen

5. Was würde passieren, wenn Sie aufgrund von Übelkeit und Appetitlosigkeit nichts essen und sämtliches Insulin weglassen?

   a) eine Unterzuckerung tritt ein

   b) es kommt zur Ketoazidose

   c) es passiert gar nichts

# 10 Die Unterzuckerung

Die Unterzuckerung (Hypoglykämie) ist im Alltag des Betroffenen die unangenehmste und gefährlichste Auswirkung der Insulintherapie. Für viele Betroffene ist der Umgang mit Unterzuckerungen schwierig: weil sie hohe Blutzuckerwerte vermeiden wollen, gehen sie ein höheres Unterzuckerungsrisiko ein. Damit kommen sie „vom Regen in die Traufe" häufiger Unterzuckerungen. Eine gute Insulintherapie mit wenigen Unterzuckerungen ist für manchen Betroffenen eine kaum lösbare Aufgabe. Er muss sich dann für eine Kompromisslösung entscheiden, wenn er eine sichere Insulintherapie wünscht.

Man kann unterschiedliche Schweregrade einer Unterzuckerung unterscheiden:

**Leichte Unterzuckerungen:** Sie treten beim Blutzuckerabfall zuerst auf. Typisch sind körperliche Hinweiszeichen (Schwitzen, Zittern, s. u.). Die geistige Funktionsfähigkeit ist wenig eingeschränkt, der Betroffene kann sich noch gut selbst helfen.

**Schwere Unterzuckerungen:** Leichte können evtl. in schwere Unterzuckerungen übergehen. Der Betroffene kann sich dann nicht mehr selbst helfen, weil er seinen Zustand nicht mehr einschätzen kann oder weil er in seiner Handlungsfähigkeit eingeschränkt ist (schnelle Zufuhr von schnell wirksamen Kohlenhydraten). Dabei kann es auch zu Krämpfen und Bewusstlosigkeit kommen.

> Bei einem Blutzuckerwert von 50 mg/dl und darunter liegt eine Unterzuckerung vor, die in jedem Fall behandelt werden muss. Diabetiker sind bei BZ-Werten unter 50 mg/dl nicht mehr leistungsfähig, auch wenn sie sich noch gut fühlen.

Auch leichte Unterzuckerungen können bereits zu Wahrnehmungs- und Konzentrationsstörungen führen, die z.B. das Unfallrisiko für Menschen mit Diabetes am Steuer erheblich erhöhen (☞ Hinweise für Autofahrer, S. 179). Bei 30–50 % der Menschen mit Typ-1-Diabetes kommt es im Laufe des Lebens zu einer Ohnmacht oder einem Krampfanfall aufgrund einer schweren Unterzuckerung. Dies kann zu Stürzen führen mit der Gefahr von Verletzungen oder Knochenbrüchen. Bei Werten unter 50 mg/dl ist das Risiko einer schweren Unterzuckerung sehr hoch. Irgendwann passiert es zum ersten Mal, und dann kann es sich leicht wiederholen.

- Leichte Unterzuckerungen führen nicht zu körperlichen Schäden.
- Schwere Unterzuckerungen führen im Allgemeinen langfristig nicht zu geistigen Beeinträchtigungen, häufige schwere und lang anhaltende Unterzuckerungen können zu Hirnschäden führen.
- Die Wahrnehmung von Unterzuckerungen wird mit zunehmender Diabetesdauer schlechter.
- Häufige Unterzuckerungen führen zu einem Verlust der Wahrnehmungsfähigkeit, die durch die Vermeidung von Unterzuckerungen wieder verbessert werden kann (☞ S. 110).

 Wenn Sie eine Unterzuckerung spüren:

Sofort 4–6 Täfelchen Traubenzucker essen oder 0,2–0,3 l Cola/Limonade/Fruchtsaft/Malzbier trinken.

Diese Menge führt zu einem schnellen und ausreichenden Blutzucker-Anstieg, so dass die Unterzuckerung schnell und sicher beendet wird. In extremen Fällen, z. B. nach sehr langer anstrengender Tätigkeit, kann es einmal passieren, dass auch diese Menge noch nicht reicht, daher:

 Wenn nach 10 Minuten die Unterzuckerung nicht beendet ist:

Noch einmal schnell wirkende Kohlenhydrate nehmen (s. o.)

Traubenzucker gibt es in verschiedenen Handelsformen wie z. B. Dextro-Energen, Jubin, Intact-Traubenzucker (Drops). Suchen Sie sich das Produkt aus, das Ihnen am angenehmsten ist. In der Schwangerschaft sollten Diabetikerinnen darauf achten, den Blutzucker nach der Unterzuckerung nicht zu hoch ansteigen zu lassen (☞ S. 131).

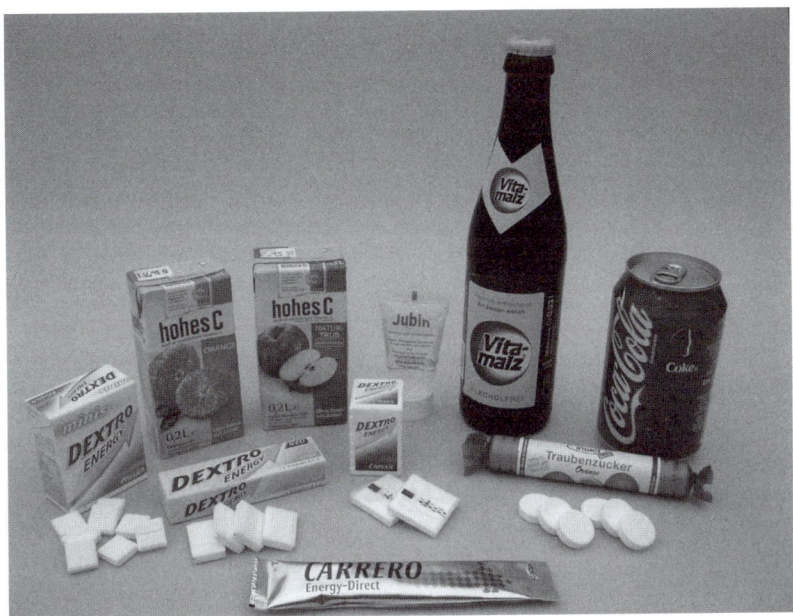

Abb. 23: Geeignete BE bei Unterzuckerung

# 10.1 Gründe für Unterzuckerungen, Abhilfen und Vorbeugungsmaßnahmen

Zu Unterzuckerungen kann es kommen, wenn dem Körper mehr Insulin zugeführt wurde, als er benötigt. Die Hauptgründe sind:

### Sie haben zu viel gespritzt

**Vorbeugung:** Bei Unsicherheit, ob Sie schon gespritzt haben, spritzen Sie kein Insulin, sondern korrigieren Sie frühestens nach 3–4 Stunden den evtl. erhöhten Blutzucker.

**Abhilfe:** Wenn Sie eine Überdosierung rechtzeitig bemerken: essen Sie vorbeugend mehr Kohlenhydrate, um eine Unterzuckerung zu verhindern. Falls Sie zur Nacht zu viel gespritzt haben, essen Sie zusätzliche Kohlenhydrate, stellen Sie sich evtl. den Wecker auf 3.00 Uhr und testen dann den Blutzucker.

**Sie haben zu wenig oder zu spät Kohlenhydrate gegessen**

a) Wenn Sie Normalinsulin spritzen: achten Sie darauf, Zwischenmahlzeiten, für die Sie zur Hauptmahlzeit schon gespritzt haben, rechtzeitig zu essen (spätestens 3 Stunden nach der Spritze).

b) Machen Sie bei hohen Blutzuckerwerten den Spritz-Ess-Abstand nicht zu lang: Warten Sie bei Normalinsulin nicht länger als 1 Stunde, bei kurzwirkendem Analoginsulin nicht länger als 15 Minuten (☞ Spritz-Ess-Abstand, S. 75).

**Sie haben sich körperlich sehr angestrengt**

Dies kann den Insulinbedarf noch viele Stunden danach senken (☞ S. 118 und 123).

**Vorbeugung:**

a) Verringern Sie Ihr Insulin **vor** einer körperlichen Anstrengung, wenn Sie es vorher planen können.

b) Verringern Sie das Insulin, das Sie **nach** der körperlichen Anstrengung spritzen.

c) Wenn Sie das Insulin nicht vermindern konnten, essen Sie mehr Kohlenhydrate und stecken Sie mehr Traubenzucker ein.

**Sie haben eine größere Menge Alkohol getrunken**

Dadurch steigt das Risiko für eine (schwere) Unterzuckerung noch 10–20 Stunden nach dem Alkoholgenuss.

**Vorbeugung:**

Vermeiden Sie Alkohol im Übermaß.

**Abhilfe:**

a) Essen Sie vorbeugend sicherheitshalber Kohlenhydrate dazu, die lange vorhalten (z. B. Vollkornbrot mit Käse).

b) Achten Sie in den Stunden nach dem Alkoholgenuss, auch noch am folgenden Vormittag, sehr auf Unterzuckerungen. Testen Sie den Blutzucker häufiger.

**Sie haben Ihr Nachtinsulin gespritzt und sind mit einem niedrigen Blutzuckerwert schlafen gegangen, ohne noch etwas gegessen zu haben**

**Vorbeugung:**

Vermeiden Sie dieses Risiko, indem Sie vor dem Schlafengehen noch etwas essen (ca. 1–2 BE), wenn der Blutzucker unter 120 mg/dl liegt.

Essen Sie mehr dazu, wenn eine zu hohe Insulindosis, körperliche Aktivität oder Alkohol die Ursache sein könnte.

## 10.2 Anzeichen von Unterzuckerungen

Es gibt zwei Gruppen von Anzeichen für eine Unterzuckerung.

Bei den Anzeichen der hormonellen Gegenregulation versucht der Körper den Blutzucker aus eigener Kraft zu erhöhen (auch „autonome" oder „adrenerge" Symptome genannt). Sie sind oft noch bei klarem Bewusstsein, können also noch gut etwas gegen die Unterzuckerung unternehmen.

**1. Anzeichen bei hormoneller Gegenregulation**

- Schweißausbruch,
- Zittern,
- Herzklopfen,
- Angst,
- Heißhunger,
- Kribbeln in den Lippen, Armen oder Beinen.

Bei den Anzeichen von Zuckermangel im Gehirn ist die Selbsthilfe schwieriger, weil man evtl. schon verwirrt ist. Reagieren Sie daher so schnell wie möglich, so lange Sie noch dazu in der Lage sind.

**2. Anzeichen bei Zuckermangel im Gehirn**

- **allgemein:** Langsamkeit,
- **Denkstörungen:** Verwirrtheit, Unkonzentriertheit, Gedächtnisstörungen, Verständnisschwierigkeiten beim Lesen und Zuhören, „komische" Gedanken,
- **Wahrnehmungsstörungen:** Doppeltsehen, merkwürdige Bilder,

- **Bewegungsstörungen:** Sprachstörungen, Störungen bei einfa-chen Bewegungen, Störungen im Handlungsablauf (z. B. beim Kaffeekochen, beim Blutzuckertesten!),
- **Gefühlsstörungen:** Aggressivität, Albernheit, Grimassen,
- **nächtliche Alpträume.**

Jeder Mensch mit Diabetes hat seine eigenen Unterzuckerungsanzei-chen. Sie können sich im Lauf der Zeit verändern. Also verlassen Sie sich bitte nicht blind auf ein Anzeichen. Die nächste Unterzucke-rung kann anders verlaufen.

Sie haben nicht viel Zeit, um richtig auf eine Unterzuckerung zu rea-gieren. Von den ersten Anzeichen bis zu dem Punkt, von dem ab Sie sich nicht mehr sicher selbst helfen können, ist es nicht weit. Das Unterzuckerungswahrnehmungsfenster (☞ Abb. 24) macht das Pro-blem deutlich.

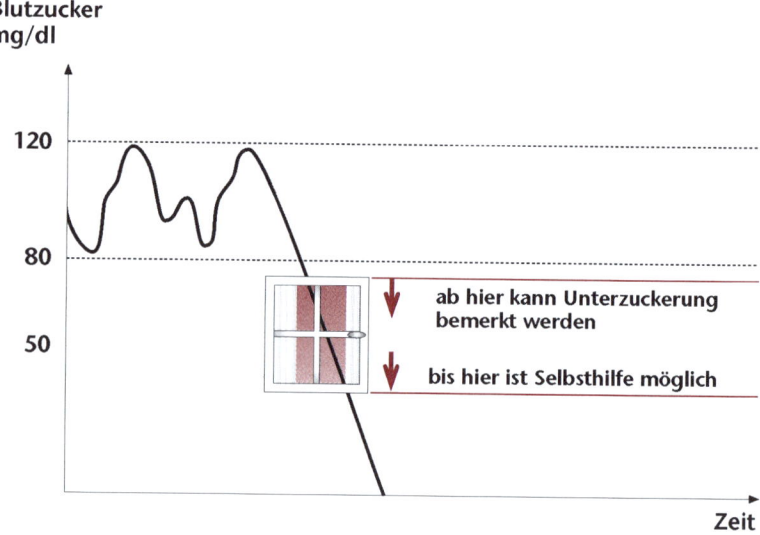

Abb. 24: Das Unterzuckerungswahrnehmungsfenster [L157]

Falls Sie unsicher sind: Riskieren Sie lieber einmal einen zu hohen Blutzucker durch die Behandlung einer fälschlich wahrgenomme-nen Unterzuckerung als eine schwere Unterzuckerung.

# 10.3 Maßnahmen gegen Unterzuckerungen

## Kurzfristige Maßnahmen

So können Sie am besten Unterzuckerungen schnell beenden:

**Erst essen, dann messen:**

- sofort Traubenzucker essen,

- dann (evtl.) testen,

- dann nachdenken, wie es zur Unterzuckerung kam.

Wenn Sie einen niedrigen Blutzucker messen, ohne die Symptome einer Unterzuckerung zu spüren, gibt Ihnen die folgende Tabelle 12 einen Anhalt über die Menge des benötigten Traubenzuckers.

| In einer Unterzuckerung: sofort genug Traubenzucker! | |
| --- | --- |
| **Blutzucker (mg/dl)** | **notwendige Traubenzuckermenge** |
| 60–80 | 2 Täfelchen = 10 g |
| unter 60 | 4–6 Täfelchen = 20–30 g |
| unter 40 | 6 Täfelchen = 30 g |
| **Achtung:** Bei einer Unterzuckerung nach Alkoholgenuss brauchen Sie in der Regel mehr Kohlenhydrate. | |

Tab. 12: Menge des benötigten Traubenzuckers bei Unterzuckerung

Sie sollten also bei Blutzuckerwerten unter 80 mg/dl grundsätzlich schnell wirkende Kohlenhydrate essen oder trinken (Ausnahme Schwangerschaft). Nehmen Sie lieber immer eine Sache zu sich (z.B. Traubenzucker, Limonade oder Fruchtsaft) anstatt verschiedene Kohlenhydrate im Wechsel, das verringert das Fehlerrisiko.

Süßigkeiten sind zur Behandlung von Unterzuckerungen schlecht geeignet. Sie sind meist länger im Mund (durch Kauen oder Lutschen) und viele erhöhen den Blutzucker zu langsam (z.B. bei hohem Fettgehalt).

Bei Bewusstlosigkeit sollte grundsätzlich der Notarzt gerufen werden. Partner oder andere informierte Menschen können Glukagon spritzen, das Sie deshalb im Hause haben sollten. Es ist ein Gegenhormon des Insulins, das den Blutzucker erhöht (Handelsname GlucaGen HypoKit). Glukagon sollte man auch auf Reisen dabei haben. Man kann es wie Insulin spritzen, nachdem man das Pulver aufgelöst hat (siehe Beipackzettel). Glukagon setzt im Körper vorhandene Zuckerreserven (Glykogen) frei, es wirkt innerhalb von 10 Minuten. Nachdem Sie wieder bei Bewusstsein sind, sollten Sie 4–6 Täfelchen Traubenzucker essen oder 1–2 Gläser Cola oder Saft trinken.

## Langfristige Maßnahmen

Kommt es in kürzeren Abständen immer wieder zu Unterzuckerungen, stimmt etwas mit der Insulindosisanpassung nicht. Besprechen Sie umgehend mit Ihrem Diabetesarzt, wie das Problem behoben werden kann. Eventuell sollte der Blutzuckerzielwert heraufgesetzt werden, z. B. von 100 auf 140 mg/dl (☞ S. 66).

Sie können auch in speziellen Schulungskursen Hilfe finden, die den Schwerpunkt auf die Wahrnehmung und den Umgang mit Unterzuckerungen legen. Fragen Sie nach, welche Diabeteseinrichtung in Ihrer Gegend solche Kurse oder spezielle Beratungen anbietet. Wenn Sie Ihre Unterzuckerungen eine Zeitlang genau protokollieren, finden Sie evtl. selbst heraus, was Sie falsch machen. (Ein spezielles Tagebuch für Unterzuckerungen können Sie bei den Autoren anfordern.)

Es ist fast unmöglich, Unterzuckerungen völlig zu vermeiden, wenn man nicht durchgehend zu wenig Insulin spritzen und ständig höhere Werte in Kauf nehmen will. Eine gute Diabetestherapie mit wenig Unterzuckerungen ist für viele Betroffene ein „Drahtseilakt", der wegen der ständigen Entscheidungen anstrengend sein kann und viel Überlegung und Kraft kostet.

# Ich teste mich selbst

## Fragen zum Thema „Unterzuckerung"

Antworten ☞ Anhang S. 201

1. Welche Anzeichen einer Unterzuckerung treten bei Ihnen zuerst auf?

2. Kennen Sie mögliche andere Anzeichen, die bei Ihnen (noch) nicht auftreten? Nennen Sie drei!

3. Was sollten Sie zur Beseitigung einer Unterzuckerung tun (Blutzucker unter 50 mg/dl)?

4. Wie viel Täfelchen Traubenzucker sollten Sie bei einem Blutzucker zwischen 60 und 80 mg/dl nehmen?

5. Was tun Sie, wenn Sie während einer Autofahrt leichte Sehstörungen bemerken?

6. Welche Informationen geben Sie Ihrem Partner über Unterzuckerungen?

7. Welche Informationen geben Sie Arbeitskollegen über Unterzuckerungen?

# 11 Insulinpumpentherapie

Seit dem Beginn der 80er Jahre werden Insulinpumpen in der Diabestherapie eingesetzt. Prinzipiell unterscheidet sich die Therapie mit einer Pumpe nicht wesentlich von der Basis-Bolus-Therapie: Zusätzlich zu einer Basalrate wird zu den Mahlzeiten und zur Blutzuckerkorrektur ein Bolus abgegeben.

Die Stärke der Insulinpumpentherapie liegt in der Verbesserung der basalen Insulinversorgung. Die Pumpe nimmt Ihnen nicht ab, den Blutzucker zu messen, eine sinnvolle Basalrate zu testen sowie die BE-Menge korrekt abzuschätzen. Jedoch lassen sich in einige Pumpenmodelle der BE-Faktor, die Korrekturregel, das jeweilige Blutzuckerziel und die Insulinart programmieren. Mittels Infrarot wird der gemessene Blutzucker in die Pumpe übertragen und nach Eingabe der BE schlägt die Pumpe eine Bolusmenge vor. Der „Kopf" sollte allerdings nicht ausgeschaltet werden, denn die Pumpe kann den Stoffwechsel nur zusammen mit demjenigen, der sie trägt, verbessern. Ein Allheilmittel für die Blutzuckereinstellung ist sie nicht.

## Prinzip der Insulinpumpe

Anders als bei mehreren einzelnen Spritzen am Tag besteht das Prinzip einer Insulinpumpe darin, über einen Katheter mit einer im Unterhautfettgewebe liegenden Kanüle ständig kleine Insulinmengen abzugeben. Der Insulinvorrat befindet sich in einer am Körper getragenen Pumpe. Auf diesem Weg ist eine „Rund-um-die-Uhr"-Insulinversorgung gewährleistet.

## Warum Insulinpumpentherapie?

Für eine Insulinpumpentherapie kann es verschiedene Gründe geben:

- starker Blutzuckeranstieg in der 2. Nachthälfte (Dawn-Phänomen),
- Schwangerschaft/Schwangerschaftsvorbereitung,
- schwere Unterzuckerungen,
- nicht kontrollierbare Blutzuckerschwankungen,

- schwere Folgeerkrankungen (besonders Polyneuropathie und diabetisches Fußsyndrom),

- sehr unregelmäßiger Tagesablauf,

- Reduktion der Injektionshäufigkeit,

- in seltenen Fällen ist das unter die Haut gespritzte Insulin unwirksam. Insulin kann dann nach einem kleinen operativen Eingriff von der Pumpe direkt in die Bauchhöhle geleitet werden.

Für eine Pumpentherapie muss der Betroffene sehr motiviert sein. Denn ohne Beachtung von Hygienevorschriften und ohne mehrfach täglich durchgeführte Stoffwechselkontrollen ist eine sichere Pumpentherapie nicht durchführbar. Bei gut geschulten Patienten treten Probleme, die in den Anfängen der Pumpentherapie häufiger beobachtet wurden (wie schwere Unterzuckerungen, häufige Ketoazidosen, Gewichtszunahme), seltener auf als bei anderen Insulintherapien. Im Vergleich zur konventionellen Insulintherapie mit Spritzen sind heute schwere Unterzuckerungen seltener.

Für jeden Anwärter oder Träger einer Insulinpumpe ist von großer Bedeutung, wie gut er die Pumpe akzeptiert und ob Partner und Kinder sich an die Pumpe gewöhnen. Wenn sich eine Abwehrhaltung nicht spätestens im Verlauf eines Vierteljahres verringert, sollte man überprüfen, ob eine Pumpentherapie sinnvoll ist.

## Wie funktioniert eine Insulinpumpe?

Alle Pumpenmodelle werden mit Batterien betrieben. Sie können eine variable Basalrate und zusätzliche Boli abgeben, die der Patient wählt. Pumpen verschiedener Hersteller unterscheiden sich in Bedienung, Elektronik und Aussehen.

Insulinpumpen werden mit kurzwirkendem Insulin gefüllt. Je nach Bedarf lässt sich die Basalrate über 24 Stunden konstant oder variabel programmieren. Variable Basalraten sind sinnvoll, wenn der basale Insulinbedarf im Tagesablauf unterschiedlich ist. Ein Bolus kann in unterschiedlich großen Schritten (z. B. 0,05–5 E) abgerufen werden und wird je nach Pumpenmodell unterschiedlich schnell abgegeben. Dabei wird das Insulin mit Hilfe eines Motors über einen Katheter in das Unterhautfettgewebe geleitet.

Vor dem Anlegen des Katheters muss die Haut desinfiziert werden. Die Katheter sind selbstklebend. Die Katheternadel wird alle 24–48 Stunden neu gelegt.

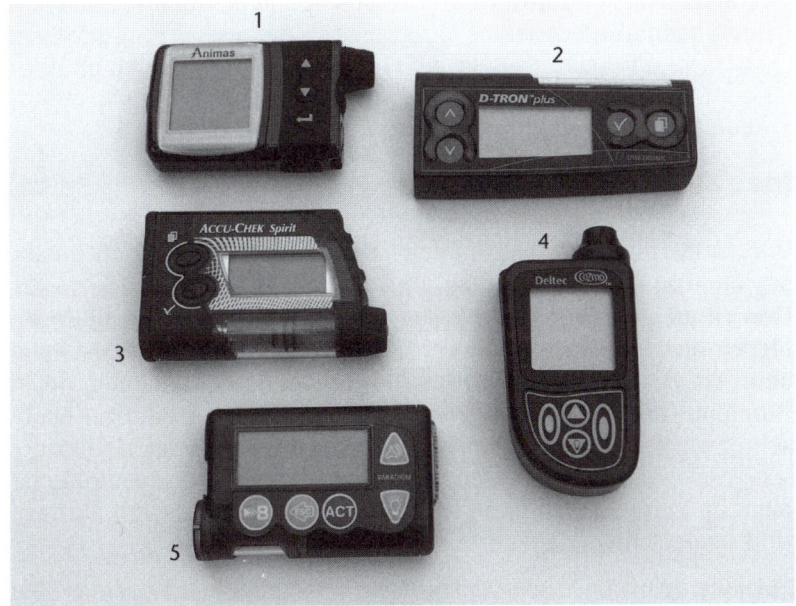

Abb. 25: Verschiedene Pumpenmodelle
1 Animas IR 1200 (Animas Corporation)
2 D-TRON plus (Roche Diagnostics)
3 ACCU-CHEK Spirit (Roche Diagnostics)
4 Deltec CoZmo (CoZmo)
5 PARADIGM 512 (Medtronic Minimed)

## Probleme der Insulinpumpentherapie

Alle Geräte sind mit verschiedenen Alarmfunktionen ausgerüstet, die eine zu niedrige Spannung der Batterien, leere Ampullen oder elektronische Fehler anzeigen. Ein besonderes Augenmerk gilt dem Katheterverschlussalarm: Wenn zu wenig Insulin abgegeben wird oder der Insulinfluss ganz zum Stehen kommt, kann sich schneller als bei der Basis-Bolus-Therapie eine Ketoazidose entwickeln. Da keine Versorgung mit einem Verzögerungsinsulin existiert, ist dieser Zustand durch die Unterbrechung der Insulinzufuhr je nach verwendetem Insulin bereits nach 3–5 Stunden erreicht. Der Blutzucker kann schon nach wenigen Stunden steigen, danach kommt es schnell zu einem Zustand mit Azetonausscheidung im Urin. Die Blutzuckerwerte müssen nicht zwangsläufig sehr hoch sein, ketoazidotische Stoffwechsellagen können bei Insulinpumpenträgern schon bei Blutzuckerwerten um 200 mg/dl auftreten.

Eine Beeinträchtigung der Pumpenfunktion kann bei niedrigen Außentemperaturen durch eine herabgesetzte Batterieleistung erfolgen. Dicht am Körper getragen, ist eine Insulinpumpe aber auch im Wintersport einsatzfähig.

## Insulinpumpenschulung

Voraussetzung für eine erfolgreiche Pumpentherapie ist die Teilnahme an einer Pumpenschulung. In der Regel wird erwartet, dass der Interessent die BBT beherrscht. Die Schulung informiert über Besonderheiten der Pumpentherapie bezüglich Insulinanpassung und Pumpentechnik und vermittelt besondere Verhaltensregeln in Notsituationen (z. B. Ketoazidose).

Die meisten Krankenkassen übernehmen die Kosten für eine Insulinpumpentherapie nur, wenn eine ausreichende Begründung für die Therapie vorliegt. So verlangen die Kassen einen schriftlichen Nachweis (Tagebuchführung über ca. drei Monate vor und einen Monat nach der Schulung), dass der Stoffwechsel mit einer herkömmlichen BBT nicht gut eingestellt war. Durch die Pumpentherapie soll sich der HBA1c verbessern.

Der Nachweis der guten Einstellung wird heute auch von den Patienten gefordert, die eine Folgeverordnung für die Pumpe benötigen.

# 12 Sport und körperliche Aktivität

Körperliche Bewegung senkt den Insulinbedarf. Nicht nur beim gezielt ausgeübten Sport, sondern auch bei veränderter körperlicher Belastung im Freizeit- oder Berufsbereich muss deshalb die Diabetestherapie an die veränderte Situation angepasst werden, damit der Blutzuckerspiegel im angestrebten Zielbereich bleibt. Die Hauptgefahr ist zu unterzuckern. Die große Zahl von begeistert Sport treibenden Typ-1-Diabetikern beweist, dass der Diabetes kein Hindernis darstellen muss. Voraussetzung ist, dass der Betroffene die Auswirkung von körperlicher Aktivität auf den Stoffwechsel kennt und die Möglichkeiten der Therapieanpassung richtig anwendet.

## 12.1 Körperliche Aktivität und Stoffwechsel

Bei körperlicher Belastung oder Sport benötigen die Muskelzellen mehr Energie als sonst. Man könnte annehmen, dass dafür auch mehr Insulin benötigt wird. Das Gegenteil ist der Fall: Beim Nichtdiabetiker wird während der Belastungsphase automatisch weniger Insulin ausgeschüttet. Nur dadurch ist es dem Körper möglich, die gespeicherten Zuckerreserven (Glykogen) freizusetzen, in der Leber Glukose neu zu bilden und auch die Fettsäuren zur Energiegewinnung heranzuziehen.

> Bei Sport sorgen geringe Insulinmengen dafür, dass viel Zucker in die Zellen gelangen kann.

Während der Körper beim Nichtdiabetiker diese Insulineinsparung automatisch vornimmt, müssen Sie als insulinspritzende Diabetiker dafür sorgen, dass die körperliche Aktivität keine Unterzuckerungen hervorruft. Andererseits sollten Sie einen Insulinmangel vermeiden, weil Ihr Blutzucker sonst bei Bewegung stark ansteigt.

## 12.2 Unter- und Überzuckerungen verhindern

Bewegungsbedingte Unterzuckerungen können Sie durch Absenken (Reduktion) der Insulindosis und/oder zusätzliche Kohlenhydrate (Zusatz-BE) vermeiden. Durch sorgfältige Blutzuckerkontrollen vor, während und nach der Aktivität sollten Sie – besonders wenn Sie unerfahren sind – Ihre Anpassungsmaßnahmen überprüfen.

**!** Besonders nach langdauernder Belastung müssen Sie mit einem späteren Blutzuckerabfall rechnen, da die Glykogenspeicher über den Blutzucker wieder aufgefüllt werden und die Zellen auch lange nach der Aktivität viel empfindlicher reagieren als sonst. Denken Sie bitte besonders an die Gefahr nächtlicher Unterzuckerungen. Reduzieren Sie deshalb das abendliche Basisinsulin und/oder essen Sie zusätzliche Kohlenhydrate. Lassen Sie sich nicht von einem normalen Blutzucker vor dem Schlafengehen täuschen!

Was viele nicht wissen: Wenn Sie viel zu wenig oder kein Insulin im Blut haben, führt Muskelarbeit zu einem weiteren Anstieg des Blutzuckers mit Ketoazidosegefahr. Testen Sie deshalb bei Blutzuckerwerten über 240 mg/dl zusätzlich das Azeton. Nicht die Blutzuckerhöhe ist entscheidend, sondern die Azetonausscheidung.

**!** Bei hohen Blutzuckerwerten und viel Azeton (Azetonmessung des Urins ++ bis +++) ist Sport/Bewegung gefährlich. Beseitigen Sie erst Ihren Insulinmangel mit kurzwirkendem Insulin, trinken Sie viel Wasser und warten Sie ab, bis der Stoffwechsel wieder stabil ist (Azeton negativ, Blutzucker gesunken, ☞ S. 101). Überlegen Sie, was den Insulinmangel verursacht haben könnte (kein Insulin gespritzt? Defekter Pen? Infekt? Insulinversorgungslücke?).

Sehen Sie unsere nun folgenden Tipps bitte als Starthilfe an. Machen Sie Ihre eigenen Erfahrungen und stellen Sie sich Ihre individuellen Regeln zur Anpassung bei Sport und körperlicher Aktivität zusammen. Es gibt keine „Rezepte", die für jeden gelten!

# 12.3 Was Sie vor körperlicher Aktivität bedenken sollten

- Beachten Sie Ihren Trainingszustand. Untrainierte Diabetiker haben geringere Glykogenspeicher und unterzuckern deshalb leichter! Unterschätzen Sie nicht die blutzuckersenkende Wirkung von Spaziergängen, wenn Sie sich sonst wenig bewegen! Auch alltägliche Belastungen wie Haushalt und Einkaufen müssen beachtet werden.

- Planen Sie Dauer, Stärke und Art der Bewegung/des Sports ein und bedenken Sie, wie stark die Wirkung von Basis- und Bolusinsulin im Sportzeitraum sein wird (☞ Hinweise zur Insulinwirkung, S. 61).

- Bedenken Sie den Unterschied in der Belastungsart und -intensität auch bei langandauernder Bewegung: Eine 6-stündige gemütliche Radtour erfordert erfahrungsgemäß weniger Insulinreduktion bzw. Kohlenhydratzufuhr als ein Umzug gleicher Dauer in den 4. Stock!

- Messen Sie den Blutzucker kurz vor dem Sport und berücksichtigen Sie, wie lange die letzte Mahlzeit her ist. Auch wenn Sie bereits Insulin reduziert haben, können noch zusätzliche schnellwirkende Kohlenhydrate erforderlich sein.

- Sorgen Sie für ausreichende Flüssigkeitszufuhr.

## Blutzuckerkontrollen auch während der körperlichen Belastung?

Nutzen Sie Pausen zum Testen, besonders wenn Sie noch wenig Erfahrung mit der Auswirkung der Bewegung haben. Essen Sie bei Bedarf rechtzeitig zusätzliche Kohlenhydrate.

## Blutzucker auch nach körperlicher Aktivität überwachen!

Die Messungen nach der Belastung zeigen Ihnen, ob Ihre Maßnahmen richtig waren. Denken Sie an die Sportnachwirkung. Bedenken Sie, dass Sie auch dann nicht auf das Blutzuckertesten verzichten sollten, wenn Sie schon mehrfach Erfolg hatten mit Ihren Schätzungen des Blutzuckerverlaufs.

Keine Situation gleicht völlig der anderen. Hilfreich ist das Führen eines Sporttagebuches. Darin können Sie Sportart, Dauer und Intensität, sowie Ihre Anpassungsmaßnahmen dokumentieren und aus Ihren Erfahrungen lernen.

## 12.4 Beispiele für Zusatz-BE

Nicht immer lässt sich körperliche Bewegung so vorplanen, dass eine Veränderung der Insulindosierung rechtzeitig vorgenommen werden kann. In diesem Fall ist es erforderlich, den Blutzucker zu testen und je nach Wert zusätzliche Kohlenhydrate zuzuführen.

Wenn Sie noch wenig Erfahrung haben, probieren Sie folgende Faustregel aus:

 Pro 30 Minuten Aktivität mittlerer Intensität 1 BE essen.

Geeignet sind schnell resorbierbare BE, z. B. Fruchtsaft, Traubenzucker. Bei lang andauernder Anstrengung können auch langsamer resorbierbare BE sinnvoll sein, z. B. Obst, Müsliriegel, Brot, Schokoriegel.

Die folgende Aufstellung zeigt Beispiele für Zusatz-BE in Abhängigkeit von der Blutzuckerhöhe. Bitte bedenken Sie, ob Ihr aktueller Blutzucker ein Wert nach dem Essen (pp-Wert) ist, der auch ohne Sport wieder absinken würde. Ein pp-Wert von 160 mg/dl vor der Bewegung erfordert ebenso zusätzliche Kohlenhydrate wie ein Nüchtern-Wert von 100 mg/dl!

| Bewegung | BZ vorher | Zusatz-BE |
|---|---|---|
| **leicht**<br>z. B. 1 Stunde Gehen, Kegeln, Radeln, leichte Hausarbeit | um 100 mg/dl<br>(pp 160 mg/dl)* | 1–2 BE |
| | über 150 mg/dl<br>(pp 210 mg/dl)* | 0–1 BE |
| **mittel bis stark**<br>z. B. 1 Stunde Tennis, Joggen, Fußball, Keller entrümpeln, Garten umgraben | um 100 mg/dl<br>(pp 160 mg/dl)* | 2–4 BE |
| | 150–190 mg/dl<br>(pp 210–240 mg/dl)* | 1–2 BE |
| | über 200 mg/dl<br>(pp über 250 mg/dl)* | 0–1 BE |
| *pp = postprandial (nach der Mahlzeit) | | |

Tab. 13: Beispiele für Zusatz-BE

Wenn Sie untrainiert sind: Essen Sie lieber etwas mehr als zu wenig! Die Trainierten unter Ihnen werden diese Tipps vielleicht als übertrieben ansehen. Sie sind lediglich als Anhaltspunkte gedacht und müssen individuell verändert werden.

## 12.5 Insulinverminderung bei körperlicher Bewegung

Bei planbarer körperlicher Belastung sollten Sie Ihre Insulindosierung vorher auf die Bewegung abstimmen. Bitte überlegen Sie sich, welches Insulin zum Zeitpunkt des Vorhabens wie stark wirken wird und verändern Sie die Dosis entsprechend.

Vielfach wird empfohlen, Sport zum Zeitpunkt auslaufender Insulinwirkung zu treiben, z.B. am frühen Abend (bei Schema 2 × NPH-Insulin, ☞ Abb. 11a, S. 58), wenn sowohl die Morgendosis des Verzögerungsinsulins als auch der Mittagsbolus nur noch wenig wirken. Bedenken Sie aber, dass Sie dann in einen Insulinmangel hineingeraten können und der Blutzucker in diesem Fall unter Bewegung ansteigen kann.

Berücksichtigen Sie auch den zeitlichen Abstand zwischen Bolusspritze und körperlicher Bewegung und die Wirkeigenschaften ihres Insulins:

- **Wenn Sie ein kurzwirkendes Analoginsulin verwenden:** Reduzieren Sie Ihren Mahlzeitenbolus, wenn die geplante Aktivität bis zu **2** Stunden nach der Insulininjektion stattfindet.

- **Wenn Sie Normalinsulin verwenden:** Reduzieren Sie Ihren Mahlzeitenbolus, wenn die geplante Aktivität bis zu **3** Stunden nach der Insulininjektion stattfindet.

  Findet die Bewegung später statt, ist die Zufuhr von Sport-BE sinnvoller. Andernfalls haben Sie durch die Insulinreduktion zu lange erhöhte Blutzuckerwerte.

Wenn Sie nach dem Sport Blutzuckeranstiege beobachten, haben Sie wahrscheinlich zu viel Insulin reduziert. In seltenen Fällen kann es nach sehr erschöpfendem Sport (Stresshormonausschüttung) zu erhöhten Werten kommen. Oft ist die Ursache nicht gleich zu ermitteln. Deshalb nicht vorschnell den Blutzucker korrigieren, sondern den Verlauf beobachten.

Trotz Insulinreduktion können noch Zusatz-BE erforderlich sein. Eine Kombination beider Maßnahmen ist im Hinblick auf den größeren Kohlenhydratbedarf bei starker körperlicher Anstrengung sogar sehr anzuraten.

Alle nun folgenden Beispiele können nur Anhaltspunkte sein. Überprüfen Sie die Richtigkeit Ihres Vorgehens durch sorgfältige Blutzuckermessungen. Jeder Diabetiker reagiert anders!

## Beispiele für Insulinverminderung bei Kurzzeitaktivität (1–2 Stunden)

**Nach dem Frühstück**

- Verringern Sie das Bolusinsulin morgens um 30–50 %.

- Dosieren Sie evtl. auch den Mittagsbolus etwas vorsichtiger.

**Nach dem Mittagessen**

Verringern Sie den Mittagsbolus mindestens um 50 %. Vorsicht, Unterzuckerungsgefahr! Das Verzögerungsinsulin vom Morgen kann noch stark wirken (besonders bei Schema mit 2 × NPH-Insulin und bei Levemir).

**Am späten Nachmittag**

- Eine Insulinreduktion vor Sport ist nicht sinnvoll, wenn zwischen Sport und Mittagsmahlzeit mehrere Stunden liegen. Essen Sie je nach Blutzuckerlage Zusatz-BE. Achtung (bei Schema 2 × NPH-Insulin), der Blutzucker kann ansteigen, wenn Sie in der Insulinversorgungslücke Sport treiben! Falls notwendig, spritzen Sie vorher 1–2 E kurzwirkendes Insulin.

- Dosieren Sie den nachfolgenden Essensbolus etwas niedriger.

- Unter Umständen sinkt der Blutzucker auch noch in der Nacht. Es kann deshalb sinnvoll sein, das NPH-Insulin/Levemir am späten Abend um 10–25 % zu verringern. Wenn Sie Lantus spritzen, empfehlen wir 1–2 Zusatz-BE.

**Nach dem Abendessen**

- Verringern Sie den Abendbolus um 30–50 %.

- Wenn Sie NPH-Insulin oder Levemir spritzen, verringern Sie das Verzögerungsinsulin am Abend um 10–25 %. Vergessen Sie nicht, vor dem Schlafengehen den Blutzucker zu messen und evtl. Zusatz-BE zu essen.

- Wenn Sie Lantus spritzen: Eine Verringerung der Lantus-Dosis am Abend würde sich auf den Blutzuckerverlauf des gesamten nächsten Tages auswirken. Deshalb empfehlen wir, einem nächtlichen

Blutzuckerabfall durch Essen zusätzlicher Kohlenhydrate vorzubeugen (ca. 2 BE). Messen Sie vor dem Schlafengehen den Blutzucker; je nach Blutzuckerhöhe sind evtl. sogar mehr als 2 BE zusätzlich erforderlich.

## Beispiele für Insulinverminderung bei Langzeitaktivität

**Tagestour** (z. B. Fahrradtour, Skilanglauf, Wandern) oder andere
ganztägige Aktivität (z. B. Umzug, Gartenarbeit, Hausputz, Renovie-
rung):

### Basisinsulin:

Während und nach der körperlichen Belastung benötigen Sie weniger Basisinsulin.

- Wenn Sie ein NPH-Insulin oder Levemir verwenden, verringern
  Sie Ihre gesamte Tagesdosis Verzögerungsinsulin und die Dosis
  am Abend um 30–50 %. Dosieren Sie das Insulin auch am nächsten
  Morgen noch vorsichtig.

- Wenn Sie Lantus spritzen, haben Sie vor der Belastung die Wahl
  zwischen zwei Möglichkeiten:
  1. Sie verringern am Abend vor der Tagesaktivität Ihre Lantus-Dosis um 30–50 %; den erhöhten Blutzucker am nächsten Morgen
  korrigieren Sie vorsichtig mit kurzwirkendem Insulin.
  2. Sie spritzen am Abend vor der Tagesaktivität Ihre gewohnte
  Lantusdosis und essen zum Ausgleich tagsüber bedeutend mehr
  Kohlenhydrate.
  Am Abend nach der Tagesaktivität empfehlen wir Ihnen in jedem
  Fall die Lantusdosis um 30–50 % zu reduzieren.

- Unerfahrene sollten auch nachts um 3.00 Uhr den Blutzucker testen.

### Bolusinsulin:

- Reduzieren Sie das Bolusinsulin zu den Mahlzeiten um 50 %.

- Dosieren Sie das Insulin auch am nächsten Morgen noch vorsichtig.

### Zusatz-BE:

- Rechnen Sie damit, dass Sie zusätzliche BE benötigen, auch wenn
  Sie Insulin reduziert haben.

- Denken Sie daran, vor dem Schlafengehen den Blutzucker zu messen:
  Sind Zusatz-BE notwendig? Unterschätzen Sie nicht den Blutzuckerabfall durch das Auffüllen der Glykogenspeicher.

**Über mehrere Tage anhaltende Belastung** (z. B. Ski-Reise, neue Berufstätigkeit mit starker körperlicher Belastung):

- Verringern Sie Verzögerungs- und kurzwirkendes Insulin wie bei der Tagestour. Denken Sie daran, dass der Insulinbedarf noch weiter absinken kann.

- Essen Sie wesentlich mehr Kohlenhydrate, denn Sie haben einen höheren Energiebedarf. Behalten Sie die Insulinverminderung entsprechend Ihren Blutzuckerwerten bei, bis sich die Belastung wieder ändert. Denken Sie an die Sportnachwirkung!

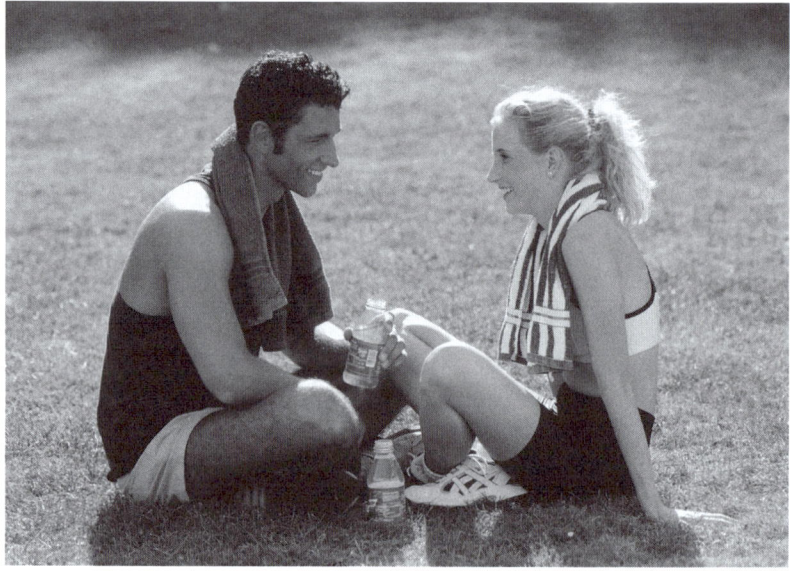

Abb. 26: An Sportnachwirkung denken [J660]

## 12.6 Sport – immer gesund?

Wie man Unter- und Überzuckerungen durch Sport vorbeugen kann, lässt sich lernen. Sind deshalb alle Sportarten für Diabetiker geeignet?

Sie sollten selbst entscheiden, ob Sie eine Sportart wählen, bei der Sie sich (und andere!) im Falle einer schweren Unterzuckerung gefährden.

Als besonders gesund für Lungen, das Herz-Kreislauf-System und die Gelenke gelten Ausdauersportarten wie z. B. Nordic Walking, Schwimmen und Radfahren. Für die Verbesserung der körperlichen

Leistungsfähigkeit sinnvoll ist ein regelmäßiges, möglichst mehrmals wöchentliches Training, dessen Dauer und Anstrengung langsam gesteigert werden kann. Tipps zum Trainingsaufbau erhalten Sie bei Sportvereinen und durch Fachliteratur.

Wenn Sie Folgeerkrankungen haben, fragen Sie ihren Arzt, welche körperliche Aktivität für Sie unbedenklich ist. So sollte man z. B. bei frischen Einblutungen am Augenhintergrund oder wenn eine Laserbehandlung bevorsteht, Springen und Kraftübungen vermeiden.

## 12.7 Eine Sportvereinigung für Diabetiker: die IDAA Deutschland

Diabetiker als Medaillengewinner in Leichtathletik, als Profis in Fußball- oder Hockeymannschaften und als Teilnehmer an extremen Sportwettbewerben wie dem Hawaii-Ironman (3,8 km Schwimmen, 180 km Radfahren und ein Marathonlauf hintereinander) zeigen, dass sogar erfolgreicher Leistungssport mit Diabetes möglich ist.

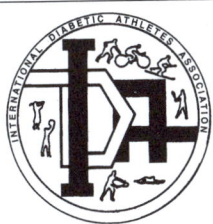

Abb. 27: Das Logo der IDAA

Als Informationsorgan und Interessenvertretung Sport treibender Diabetiker wurde 1990 die deutsche Sektion der IDAA (International Diabetic Athletes Association) ), jetzt IDAA Deutschland e.V. gegründet. Internationaler Dachverband ist die DESA (Diabetes Exercise and Sports Association). Freizeitsportler sind der IDAA ebenso willkommen wie Leistungssportler.

Die IDAA veranstaltet Kongresse und Sportveranstaltungen, fördert den Erfahrungsaustausch zwischen Diabetikern und gibt eine Sportzeitschrift heraus. Wenn Sie Tipps benötigen oder selbst Anregungen geben wollen, wenden Sie sich an die Geschäftsstelle der IDAA Deutschland (Adresse siehe Anhang).

# Ich teste mich selbst

 ## Fragen zum Thema „Sport und körperliche Aktivität"

Antworten ☞ Anhang Seite 202

1. Körperliche Aktivität verringert den Insulinbedarf

   a) bereits vor der Aktivität

   b) während der Aktivität und kurz danach

   c) während der Aktivität und mehrere Stunden danach

2. Sport führt sicher zum Absinken des Blutzuckers (BZ)

   a) bei normalen BZ-Werten und normaler Insulindosis

   b) bei hohen BZ-Werten und viel Harnazeton

   c) bei normalen BZ-Werten und reduzierter Insulindosis

   d) immer

3. Bei geplanter Langzeitaktivität sollte man

   a) vorher den BZ und evtl. Harnazeton testen

   b) vorher nur das Insulin reduzieren, ohne mehr zu essen

   c) nur mehr Kohlenhydrate vor und während der Aktivität essen

   d) sowohl Insulin reduzieren als auch mehr Kohlenhydrate essen

4. Wenn Sie 1,5 Stunden nach dem Abendbrot eine starke körperliche Anstrengung (2 Std.) planen, sollten Sie

   a) den BE-Faktor zum Abendbrot verringern

   b) vor dem Zubettgehen den BZ testen

   c) das NPH-Insulin/Levemir zur Nacht reduzieren

5. Ich esse um 12.00 Uhr zu Mittag, will von 15.30 bis 17.30 Uhr Tennis spielen und dann Abendbrot essen. Folgendes wäre dann sinnvoll:

   a) den Mittagsbolus reduzieren

   b) die Basis morgens reduzieren

   c) bei normalem BZ 1 BE vor dem Tennis essen

   d) bei normalem BZ 2–4 BE vor dem Tennis essen

   e) nach einer Stunde Pause machen, BZ testen und je nach BZ noch etwas essen

6. Ein untrainierter Diabetiker

   a) sollte bei Sport mehr Insulin reduzieren

   b) sollte bei Sport weniger Insulin reduzieren

   c) ist bei Sport besonders unterzuckerungsgefährdet

   d) sollte erst einmal probieren, wie er Sport ohne Veränderungen bei Insulin und Ernährung schafft.

# 13 Schwangerschaft und Empfängnisverhütung

## 13.1 Schwangerschaft

Heute können Diabetikerinnen wie jede andere Frau gesunde Kinder zur Welt bringen. Die Schwangerschaft gilt zwar aufgrund des Diabetes als Risikoschwangerschaft, aber wenn Sie eine sehr gute Blutzuckereinstellung erreichen, ist das Risiko für Komplikationen bei Mutter und Kind gering.

### Planung der Schwangerschaft

Es gilt heute als gesichert, dass erhöhte Blutzuckerwerte Hauptursache für Komplikationen bei Mutter und Kind sind. Auch Frauen ohne Diabetes haben in der Schwangerschaft niedrigere Blutzuckerwerte. Sorgen Sie daher rechtzeitig für eine gute Stoffwechsellage, d.h. schon mehrere Wochen vor der Schwangerschaft soll der HbA1c im oberen Normbereich sein. Wenn Sie bereits in einer Basis-Bolus-Therapie geschult sind, haben sie gute Voraussetzungen für die hohen Anforderungen an die Blutzuckereinstellung. Wenn nicht, ist jetzt der Zeitpunkt gekommen, diese Therapie in einer Schulung zu erlernen. Bei unzureichenden Werten sollte der (vorübergehende) Einsatz einer Insulinpumpe erwogen werden.

Falls Sie Analoginsuline (☞ S. 61) verwenden: stellen Sie Ihre Insulintherapie auf gentechnologisch unveränderte Insuline um, denn es gibt noch keine ausreichende Erfahrung mit Analoginsulinen in der Schwangerschaft. Besprechen Sie die Therapieumstellung mit Ihrem Diabetesarzt.

Setzen Sie die Verhütungsmittel erst dann ab, wenn der HbA1c normal ist. So senken Sie das Risiko einer Fehlbildung in der Frühschwangerschaft. Übrigens: bei regelmäßigem Zyklus kann man mit Hilfe der Basaltemperaturmessung die Befruchtung feststellen. Fragen Sie Ihren Gynäkologen danach.

Ebenso empfiehlt es sich, vor der Schwangerschaft die Nierenwerte, den Blutdruck und den Augenhintergrund kontrollieren zu lassen. Liegen Netzhautveränderungen mit Gefäßneubildungen (proliferative Retinopathie) vor, sollte eine Laserbehandlung bereits vor der Schwangerschaft erfolgen und abgeschlossen sein. Erhöhte Blutdruckwerte sollten ebenfalls vorher mit in der Schwangerschaft geeigneten Medikamenten gesenkt werden.

Bei Diabetikerinnen mit bereits vorhandenen diabetischen Folgeerkrankungen ist das Risiko für Mutter und Kind wesentlich größer. Wenn Sie betroffen sind und trotzdem ein Kind möchten, besprechen Sie sich mit Ihrem Arzt und wägen Sie das Für und Wider ab.

Sie sind unerwartet schwanger geworden? Dann sorgen Sie umgehend für eine gute Blutzuckereinstellung und lassen Sie alle notwendigen Kontrollen durchführen. Dadurch vermindern Sie mögliche Risiken wie Fehl- und Frühgeburt, Nierenbeckenentzündungen, Schwangerschaftshochdruck, Übergröße des Kindes (Makrosomie), vermehrte Fruchtwasserbildung und verzögerte Organreifung (Lunge, Leber).

Anforderungen an die Blutzuckereinstellung während der Schwangerschaft:

- BZ vor dem Essen: zwischen 70 und 90 mg/dl,
- BZ 1 Std. nach dem Essen: bis 140 mg/dl,
- BZ 2 Std. nach dem Essen: bis 120 mg/dl.

Der HbA1c soll im Normbereich für Nichtdiabetiker liegen.

## Ärztliche Betreuung während der Schwangerschaft

Zusätzlich zur gynäkologischen Betreuung lassen Sie sich möglichst in einem Diabeteszentrum von einem erfahrenen Diabetesarzt betreuen. Rechnen Sie mit zweiwöchentlichen, ab der 30. Woche mit ein- bis zweiwöchentlichen Kontrollterminen.

Bei der Geburt sollte ein Kinderarzt dabei sein. Überlegen Sie mit Ihren Betreuern, welche Klinik für die Entbindung geeignet ist.

## Unterzuckerungen – keine Gefahr für das Kind

Mütterliche Unterzuckerungen schaden dem Kind nach heutigem Kenntnisstand nicht, da es über eigene Zuckerreserven verfügt. Natürlich sollten Sie bei Ihren Bemühungen um eine sehr gute Blutzuckereinstellung schwere Unterzuckerungen vermeiden.

Dafür ist eine engmaschige Blutzuckerkontrolle hilfreich. Zusätzliche schnell wirkende Kohlenhydrate benötigen Sie bei Blutzuckerwerten unter 70 mg/dl.

Durch die straffe Blutzuckereinstellung kann es zu einer verminderten Wahrnehmung von Unterzuckerungen kommen. Beugen Sie deshalb durch häufige Blutzuckerkontrollen vor und verzichten Sie möglichst aufs Autofahren. Besprechen Sie mit Ihrem Diabetesarzt, ob der Blutzucker-Zielwert angehoben werden kann, falls Sie die Unterzuckerungen nicht in den Griff bekommen.

| Diabetologe | Frauenarzt | Augenarzt |
|---|---|---|
| HbA1c | Ultraschall | Augenhintergrund |
| Blutdruck | Blut- und Urinuntersuchungen | |
| Urin auf Mikroalbumine | Gewicht | |
| Untersuchung auf Wassereinlagerung im Gewebe | Aufzeichnung der kindlichen Herztöne (CTG) | |
| | Funktionsuntersuchung der Mutterkuchengefäße | |

Tab. 14: Untersuchungen während der Schwangerschaft

## Der Insulinbedarf ändert sich

Während im ersten Drittel der Schwangerschaft meist etwas weniger Insulin benötigt wird, steigt der Bedarf ab dem zweiten Drittel an. Ursache ist die Bildung von Schwangerschaftshormonen, die die Wirkung des Insulins herabsetzen. Oft wird bis kurz vor der Entbindung die doppelte Menge an Insulin benötigt. Unter der Geburt vermindert sich der Bedarf drastisch. Direkt nach der Entbindung sind oft nur wenige Einheiten Insulin notwendig. Nach 1–2 Wochen pendelt sich der Bedarf auf die Dosis vor der Schwangerschaft ein. Stillende Diabetikerinnen müssen die Dosis meist etwas reduzieren.

Durch sorgfältige Anpassung der Insulindosis (☞ S. 72) wird es Ihnen gelingen, die Blutzuckerwerte niedrig zu halten. Gelegentliche „Ausrutscher" werden Sie trotz allem Bemühen in Kauf nehmen müssen.

Durch die niedrigen Blutzuckerspiegel vermeiden Sie, dass das Kind überflüssigen Blutzucker zu Fett umbildet und so zu groß und zu dick wird (Makrosomie). Solche Kinder können oft nur mit Kaiserschnitt entbunden werden. Außerdem besteht bei schlechter Blutzuckereinstellung das Risiko für eine Frühgeburt und Organunreife. Hat die Mutter kurz vor der Geburt erhöhte Blutzuckerwerte, kann es nach Durchtrennung der Nabelschnur zur vorübergehenden Unterzuckerung des Kindes kommen, verursacht durch den zu hohen Insulinspiegel des Kindes. In diesem Fall erhält das Kind eine Zuckerlösung.

Glücklicherweise wird die moderne Medizin mit den meisten Komplikationen fertig. Sie sind aber auf der sicheren Seite, wenn Sie alles tun, um Risiken zu vermeiden.

## Ernährung

Empfohlen wird eine ballaststoff- und kohlenhydratreiche Ernährung. Vermeiden Sie unnötig hohe Blutzuckeranstiege nach dem Essen, indem Sie die Kohlenhydratmenge auf 4–6 Mahlzeiten verteilen.

Bitte beachten Sie den erhöhten Eiweißbedarf (täglich 20 g Eiweiß zusätzlich). Eiweißhaltige Nahrungsmittel sind Milch- und Milchprodukte, Fisch und Fleisch. Bevorzugen Sie fettarme Nahrungsmittel. Denken Sie auch an den Mehrbedarf an Eisen und Calcium (in Käse, Milch- und Milchprodukten und Fleisch) und Vitaminen (in Gemüse und Obst). Besprechen Sie mit Ihrem Gynäkologen, ob eine zusätzliche Gabe von Jod-, Folsäure- oder Eisentabletten erforderlich ist.

Ganz verzichten sollten Sie auf Rauchen und Alkohol. Essen Sie nicht „für zwei", aber auch nicht zu wenig. Normalerweise beträgt die Gewichtszunahme bis zum Ende der Schwangerschaft 10–13 kg.

## Entbindung

Bei komplikationsloser Schwangerschaft wird eine normale Entbindung zum errechneten Zeitpunkt angestrebt. Selten ist eine vorherige stationäre Aufnahme erforderlich. Bei Gefährdung des Kindes oder der Mutter wird ein Kaiserschnitt durchgeführt.

## Stillen

Alle Mütter werden heute zum Stillen ermutigt, weil es die körperlich-seelische Entwicklung des Kindes unterstützt und für die Abwehr vieler Erkrankungen eine lange Stillzeit (bis auf ganz seltene Ausnahmen) grundsätzlich günstig ist. Auch Sie können Ihr Kind stillen, es sei denn, dass gesundheitliche Gründe dagegen sprechen. Viele von uns betreute Mütter berichten, dass der Insulinbedarf in der Stillzeit niedriger ist als vor der Schwangerschaft. Bedenken Sie, dass Ihr

Energieverbrauch in der Stillzeit erheblich höher ist (etwa 500–1000 Kalorien mehr) und insbesondere zur Vorbeugung von Unterzuckerungen zusätzliche Kohlenhydrate benötigt werden. Stillen ist körperliche Anstrengung! Durch die straffe Einstellung während der Schwangerschaft hat sich häufig die Wahrnehmung von Unterzuckerungen verändert. Zusätzliche Blutzuckermessungen vor und nach dem Stillen helfen, zu niedrige Blutzuckerwerte rechzeitig zu erkennen und behandeln zu können. Überlegen Sie auch, ob Sie in der Stillzeit den Blutzuckerzielbereich auf 120–140 mg/dl erhöhen. Die leicht höheren Blutzuckerwerte schaden weder Ihrem Kind noch Ihnen.

## Was tun, wenn ...

- **... die Blutzuckerwerte morgens immer zu hoch sind?**

Besprechen Sie mit Ihrem Diabetesarzt, ob Sie das Problem durch eine zusätzliche nächtliche Insulininjektion oder durch die Insulinpumpe in den Griff bekommen können.

- **... die Blutzuckerwerte vor dem Essen gut sind, aber nach dem Essen zu hoch ansteigen (besonders nach dem Frühstück)?**

Verlängern Sie den Spritz-Ess-Abstand, wählen Sie ballaststofffreiche Nahrungsmittel und/oder ändern Sie die BE-Verteilung, z. B. anstatt 4 + 1 BE zum ersten und zweiten Frühstück auf 3 + 2 BE.

- **... der Blutdruck während der Schwangerschaft steigt?**

Ihr Diabetesarzt wird mit Ihnen die Behandlung besprechen, z. B. Ruhe, evtl. Einnahme von Medikamenten, die dem Kind nicht schaden.

- **... Sie Wassereinlagerungen (Ödeme) z. B. in Füßen, Beinen, Händen oder Gesicht feststellen?**

Ohne gleichzeitige Eiweißausscheidung im Urin und erhöhten Blutdruck sind Ödeme harmlos. Informieren Sie sicherheitshalber Ihren Diabetesarzt. Hilfreich kann es sein, die Flüssigkeitszufuhr auf 1 l am Tag sowie die Kochsalzaufnahme auf 4–5 g täglich einzuschränken.

- **... Schwangerschaftsübelkeit ihre Insulinanpassung behindert?**

Besprechen Sie mit Ihrem Diabetesarzt, wie Sie mit dem Essensinsulin verfahren, z. B. erst nach dem Essen spritzen, oder die Dosis halbieren und die 2. Hälfte nach Verschwinden der Übelkeit nachspritzen.

- **... ein Harnwegsinfekt auftritt?**

Zur Vermeidung einer Nierenbeckenentzündung wird der Arzt ein in der Schwangerschaft unschädliches Antibiotikum verordnen.

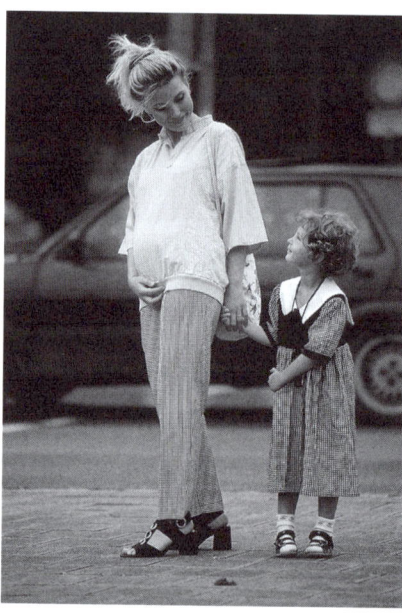

Abb. 28: Trotz Diabetes eine gute Schwangerschaft [J660]

## 13.2 Empfängnisverhütung

Alle empfängnisverhütenden Methoden haben bekanntlich ihre Vor- und Nachteile. Bevor Sie sich zu einer bestimmten Methode entschließen, sollten Sie als Diabetikerin in Ihre Entscheidung folgende Gesichtspunkte einbeziehen:

• Bietet die Methode ausreichend Sicherheit?

• Ist die Methode für mich als Diabetikerin geeignet?

• Welche Nebenwirkungen hat die Methode?

• Wird die Methode von beiden Partnern akzeptiert?

Im Folgenden haben wir die wichtigsten Methoden beschrieben. Bitte lassen Sie sich von Ihrem Diabetesarzt und Ihrem Gynäkologen beraten und wägen Sie das Für und Wider sorgfältig ab.

### Zur Sicherheit der Methoden

Der Tabelle 15 können Sie die Sicherheit der von Ihnen bevorzugten Methode entnehmen. Die Angaben darüber sind in der Literatur unterschiedlich. Dies liegt daran, dass manche Quellen Versagerquoten ohne Anwendungsfehler angeben, andere beziehen Fehler beider Anwendung teilweise mit ein. Deshalb können die Angaben in der Tabelle nur einen Anhaltspunkt ohne Anspruch auf allgemeine Gültigkeit geben.

| Zuver-lässigkeit | Methode | Versagerquote* (Pearl-Index) |
|---|---|---|
| sehr hoch | Hormonimplantat (Implanon) | < 0,1 |
| | Hormonspirale | 0,16 |
| | Sterilisation der Frau | 0,2–0,3 |
| | Sterilisation des Mannes | 0,1 |
| | Pille | 0,1–0,9 |
| | Vaginalring | 0,4–0,65 |
| | Verhütungspflaster | 0,72–0,9 |
| hoch | symptothermale Methode (Kombinationsmethode) | 0,3–2,6 |
| | Minipille | 0,5–3 |
| | Basaltemperaturmethode (nach Döring) | 0,8–3 |
| | Kupferspirale | 0,9–3 (abhängig von Kupfergehalt und richtiger Größe) |
| mittel-mäßig | Lea contraceptivum (in Kombination mit Verhütungsgel) | 2–3 (lt. Hersteller) |
| | Diaphragma (in Kombination mit Verhütungsgel) | ca. 4 |
| | ohne Verhütungsgel | 1–20 |
| | Kondom | 2–3 (nur bei richtiger Anwendung, sonst erheblich höher: 2–12) |
| unzuver-lässig | Zykluscomputer: Hormonmessung | 5–6 |
| | Zervixschleim-Beobachtung nach Billings | 5–15 |
| | chemische Verhütungsmittel (Scheidenzäpfchen, Gels, Cremes) | 3–21 |
| | Kalendermethode nach Knaus-Ogino | 15–38 |
| zum Vergleich | keine Verhütung | ca. 85 |

*Anzahl ungewollter Schwangerschaften pro 100 Frauen/Jahr. Das bedeutet: Wenn 100 Frauen diese Methode ein Jahr lang anwenden, entspricht die Zahl der ungewollten Schwangerschaften der „Versagerquote", dem so genannten Pearl-Index.

Tab. 15: Sicherheit einiger Verhütungsmethoden
Quellen und Referenzen: Pro Familia (2006), nach „Leitlinien der Deutschen Gesellschaft für Gynäkologie und Geburtshilfe" (2004), Malteser Arbeitsgruppe für natürliche Familienplanung (NFP) (2006), „Onmeda": Medizin und Gesundheit (2006).

# Hormonelle Verhütung

## Die Pille (Kombinationspräparate)

Die Pille enthält die Hormone Östrogen und Gestagen, je nach Präparat in unterschiedlichen Zusammensetzungen. Diese Hormone wirken auf dreifache Weise: Sie unterdrücken den Eisprung, bilden einen Schleimpfropf vor dem Muttermund (Spermien können nicht in die Gebärmutter gelangen) und sie verändern die Gebärmutterschleimhaut, so dass sich das Ei nicht einnisten kann. Durch längerfristige Einnahme können auch bei Nichtdiabetikerinnen Nebenwirkungen auftreten wie:

• Gerinnselbildung z. B. in einem Gefäß des Herzens (Gefahr von Herzinfarkt) oder in den Venen (Gefahr von Beinvenenthrombose),

• Bluthochdruck,

• Stimmungsveränderungen (z. B. depressive Verstimmungen),

• Stoffwechselbeeinflussung (Gewichtszunahme, Erhöhung von Blutzucker und Blutfetten),

• Entwicklung oder Zunahme von Migräneanfällen.

Deshalb ist die Pille nicht empfehlenswert für

• Frauen über 35 Jahre,

• Raucherinnen,

• Frauen mit Bluthochdruck,

• Frauen mit erhöhten Blutfettwerten,

• Frauen mit Thrombose oder Embolie in der Vorgeschichte.

Wenn bei Ihnen die oben genannten Risiken nicht zutreffen und Sie auch keine diabetischen Folgeerkrankungen an Augen oder Nieren haben, ist die Einnahme geeigneter Präparate über einen nicht zu langen Zeitraum möglich. Ihr Arzt wird Sie beraten, welches von den zahlreichen Pillenpräparaten für Sie das am besten geeignete ist.

Die Minipille zählt nicht zu den Kombinationspräparaten, sie enthält nur das Hormon Gestagen. Da die Tabletten durchgehend täglich exakt zur selben Zeit eingenommen werden müssen, ist die Möglichkeit und Rate der Anwenderfehler hoch. Sie ist deshalb zur sicheren Verhütung nicht empfehlenswert.

## Hormonimplantat

Das Hormonstäbchen (Handelsname Implanon) enthält wie die Minipille nur das Hormon Gestagen. Es kann deshalb auch von Frauen angewendet werden, die aufgrund gesundheitlicher Risiken keine östrogenhaltigen Präparate nehmen können oder diese nicht vertragen. Einnahmefehler wie bei der Pille entfallen. Das kleine Stäbchen wird vom Frauenarzt unter örtlicher Betäubung an der Innenseite des Oberarms unter die Haut eingesetzt. Die kleinen Mengen des in den Körper abgegebenen Hormons schützen über einen Zeitraum von drei Jahren vor einer ungewollten Schwangerschaft. Das Verhütungsstäbchen gehört zu den sichersten Verhütungsmethoden, unter der Voraussetzung, dass es korrekt platziert wird. Zu den möglichen Nebenwirkungen und zur Abwägung persönlicher Risiken ist, wie bei jedem Medikament, fachliche Beratung erforderlich.

## Verhütungspflaster (Evra) und Vaginalring (Nuva-Ring)

Die hormonelle Verhütung dieser beiden Methoden mit Östrogen und Gestagen sind in ihrer Wirkung mit der Pille vergleichbar. Auch ihre Sicherheit, die Nebenwirkungen und Risiken entsprechen denen der Pille. Vorteil bei beiden Methoden ist, dass nicht an eine tägliche Tabletteneinnahme gedacht werden muss. Das Pflaster muss alle sieben Tage ausgewechselt werden, die Hormone werden über die Haut vom Körper aufgenommen. Der Vaginalring setzt in der Scheide kontinuierlich Hormone frei. Nach 21 Tagen wird der Ring entfernt, nach weiteren sieben Tagen ein neuer eingesetzt.

## Die Spirale

Die Spirale besteht aus Kunststoff. Grundsätzlich werden die Kupferspirale und die Hormonspirale unterschieden. Der Schaft der Kupferspirale ist mit Kupferdraht umwickelt, die Hormonspirale enthält das Hormon Gestagen. Bei beiden sind die Wirkmechanismen zur Empfängnisverhütung ähnlich: Die Beweglichkeit der Samenzellen wird gehemmt und Veränderungen der Gebärmutterschleimhaut verhindern das Einnisten der Eizelle in die Gebärmutter.

Die Spirale muss vom Frauenarzt korrekt angepasst und in die Gebärmutter eingesetzt werden. Je nach Modell und Art kann eine Spirale drei bis fünf Jahre liegen bleiben. Entzündungen kann man durch korrektes Anpassen und Abschneiden des Fädchens vorbeugen. Bei Auswahl der richtigen Größe und sachgemäßer Anpassung ist die Spirale eine sehr zuverlässige Verhütungsmethode.

### Kupferspirale (Intra-Uterin-Pessar)

Die modernsten kupferhaltigen Spiralenmodelle sind inzwischen so gut verträglich, dass die für die Spirale früher so typischen Nebenwirkungen wie Entzündungen und längere, schmerzhafte Regelblutungen selten geworden sind. Der Vorteil der Kupferspirale liegt darin, dass der Körper der Frau nicht mit der Wirkung von Hormonen belastet wird. Diabetikerinnen wird deshalb heute eher die Spirale als die Pille empfohlen.

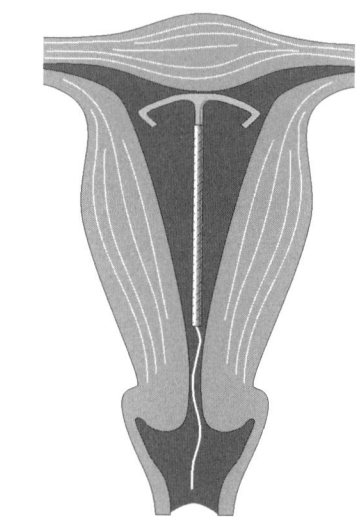

Abb. 29: Das Intra-Uterin-Pessar (Spirale) [L157]

### Kupferkette (Gynefix)

Die Kupferkette ist eine relativ neue Form der Kupferspirale. Die Kette besteht aus vier oder sechs auf einen Nylonfaden aufgezogenen Kupferzylindern. Die Methode des Einlegens in die Gebärmutter weicht etwas von der Einlage einer klassischen Spirale ab. Sie kann bis zu fünf Jahre liegen bleiben. Da sie eine kleinere Fläche als die herkömmlichen Kupferspiralen hat, wird sie (laut Hersteller) besonders gut von Frauen vertragen, die noch nicht geboren haben.

## Hormonspirale (Intra-Uterin-System)

Seit 1997 gibt es neben der herkömmlichen Kupferspirale die Hormonspirale. Sie gilt als eine der sichersten Verhütungsmethoden, die Sicherheitsrate ist höher als bei der Kupferspirale. Allerdings müssen aufgrund der hormonellen Wirkung auch hier, wie bei den anderen genannten hormonellen Verhütungsmethoden, mögliche Risiken und Nebenwirkungen individuell abgewogen werden.

Besprechen Sie mit Ihrem Arzt, welche der Spiralen für Sie besser geeignet ist.

# Diaphragma und Verhütungskappen

Das Diaphragma (☞ Abb. 30) ist eine elastische Gummikappe, die, mit einem samenabtötenden Gel bestrichen, von der Benutzerin in die Scheide eingeführt wird. Dort wirkt es wie eine Scheidewand (sinngemäße Übersetzung des griechischen Wortes Diaphragma) zwischen Scheide und Muttermund und verhindert so das Eindringen der Spermien in die Gebärmutter. Das Diaphragma wird vom Frauenarzt individuell angepasst. Die korrekte Handhabung muss von der Frau geübt werden. Auch in Beratungsstellen wie z.B. Pro Familia können Sie sich über das Diaphragma informieren, es anpassen lassen und das Einlegen unter Anleitung üben.

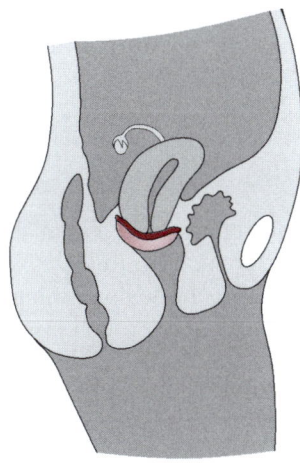

Abb. 30: Korrekter Sitz eines Diaphragmas vor dem Muttermund [L157]

Das Diaphragma wird kurz vor dem Geschlechtsverkehr eingelegt und darf erst nach 8 Stunden entfernt werden; länger als 24 Stunden sollte es jedoch nicht belassen werden. Vor wiederholtem Verkehr muss noch einmal zusätzlich Verhütungsgel in die Scheide eingeführt werden.

Verhütungskappen, auch bekannt unter dem Begriff Portiokappen, bedecken den Teil des Gebärmutterhalses, der in die Scheide hineinreicht. Sie verhindern so, dass Spermien in die Gebärmutter gelangen können. Sie sind in Deutschland unter verschiedenen Handelsnamen erhältlich (z. B. Lea contraceptivum, FemCap). Die etwa handtellergroße Verhütungskappe aus Silikon muss nicht individuell angepasst werden, da es nur eine Universalgröße gibt. Sie passt sich nach dem Einführen dem Muttermund automatisch an. Auch die Verhütungskappen müssen mit einem Verhütungsgel oder Creme benutzt werden. Sie können längere Zeit vor dem Verkehr eingeführt und bis zu 48 Stunden in der Scheide belassen werden. Vorteil gegenüber dem Diaphragma ist, bei richtiger Platzierung, das fehlende Risiko des nachträglichen Verrutschens.

Die Sicherheit ist mit dem Diaphragma vergleichbar. Für beide Methoden gilt die recht hohe Zuverlässigkeit jedoch ausdrücklich nur in Verbindung mit einem Verhütungsgel/Creme.

## Natürliche Methoden der Familienplaung

Bei der natürlichen Familienplanung wird durch die Beobachtung von natürlicherweise während des Zyklus der Frau auftretenden Zeichen versucht, die fruchtbaren und unfruchtbaren Phasen zu erkennen. Nach dieser Begriffsdefinition der WHO werden drei Methoden als „Methoden der natürlichen Familienplanung" bezeichnet:

- die Zervikalschleim-Methode nach Billings (Beobachtung des Gebärmutterschleims),

- die Temperaturmethode nach Döring,

- die Kombinationsmethode (symptothermale Methode).

Die alleinige Beobachtung des Gebärmutterschleims (Zervikalschleim-Methode) nach Billings ist zur sicheren Verhütung nicht empfehlenswert.

Die Temperaturmethode in ihrer strengen Form nach Döring und insbesondere die symptothermale Methode hingegen haben sich laut neuester Literatur als zuverlässige Verhütungsmethoden erwiesen. Die symptothermale Methode berücksichtigt mehrere Anzeichen, in erster Linie die Messung der Basaltemperatur und Beobachtung des Gebärmutterschleims. Beide Methoden erfordern, neben einer positiven Einstellung zur Fruchtbarkeitswahrnehmung, die regelmäßige, genaue Beobachtungen des Körpers sowie die Aufzeichnung und Auswertung der Zeichen. Dies muss unter kompetenter Anleitung und Beratung erlernt werden. Das mit der Wahrnehmung des eigenen Körpers gewonnene Wissen und dessen genaue Anwendung entscheiden über die Sicherheit der Empfängnisverhütung.

Da Diabetikerinnen ihre Schwangerschaft planen sollten, sind diese Methoden nur bei entsprechender Erfahrung und Bereitschaft für eine natürliche Form der Familienplanung geeignet. Auch Frauen mit Zyklusschwankungen oder unregelmäßigem Tagesrhythmus, z. B. Schichtarbeit, empfehlen wir andere Verhütungsmethoden.

## Für wen ist die Sterilisation zu empfehlen?

Die Sterilisation ist nur zu empfehlen, wenn ganz sicher kein Kinderwunsch mehr besteht. Der Eingriff ist beim Mann einfacher als bei der Frau.

# 14 Folgeerkrankungen des Diabetes

Nach längerer Diabetesdauer kann es zu diabetesbedingten Folgeerkrankungen kommen, wenn die Blutzuckerwerte langfristig hoch gelegen haben. Diese Erkrankungen betreffen die kleinen Blutgefäße (Mikroangiopathie, vor allem Nieren und Augenhintergrund) und die Nerven. Aber auch Erkrankungen der großen Gefäße (Arteriosklerose) kommen bei Diabetikern häufiger vor. Sie erhöhen das Risiko für Herzinfarkt und Schlaganfall. Diabetesbedingte Folgeerkrankungen können sich zurückbilden, wenn man sie im Anfangsstadium erkennt und dann den Blutzucker normalisiert. Wenn die Schädigung fortschreitet, kann sie sich nicht mehr zurückbilden, sondern nur noch durch eine geeignete Therapie zum Stillstand kommen. Die beste Vorbeugung gegen Folgeerkrankungen besteht darin, den Blutzucker jeden Tag immer wieder möglichst nahe an den normalen Bereich zu führen. Ebenso wichtig ist es, einen erhöhten Blutdruck zu behandeln und nicht zu rauchen. Durch eine angepasste Insulintherapie lässt sich der HbA1c-Wert nahe am Normbereich halten (☞ S. 13), was das Risiko für Folgeerkrankungen erheblich verringert. In den ersten fünf Diabetesjahren treten bei Typ-1-Diabetikern fast nie Folgeerkrankungen auf. Ein Typ-2-Diabetes wird oft verzögert erkannt. Hier sollte von Anfang an auf das Vorliegen von Folgeerkrankungen geachtet werden.

## 14.1 Erkrankung des Augenhintergrunds (Retinopathie)

Eine diabetesbedingte Retinopathie entwickelt sich über mehrere Stadien fortschreitend. Durch eine gute Stoffwechseleinstellung und evtl. notwendige augenärztliche Eingriffe kann die Erkrankung in jedem Stadium zum Stillstand kommen.

Es kommt zunächst unbemerkt zu Veränderungen (Aussackungen, Blutungen) an den kleinen Gefäßen (☞ Abb. 31, 1, 2). Bei Fortschreiten der Erkrankung kommt es zu größeren Blutungen (5) und Ablagerungen von Fett oder Eiweiß (3). Die Erkrankung kann in ein Stadium übergehen, in dem neue Gefäße entstehen (proliferative Retinopathie), die schließlich in den Glaskörper des Auges

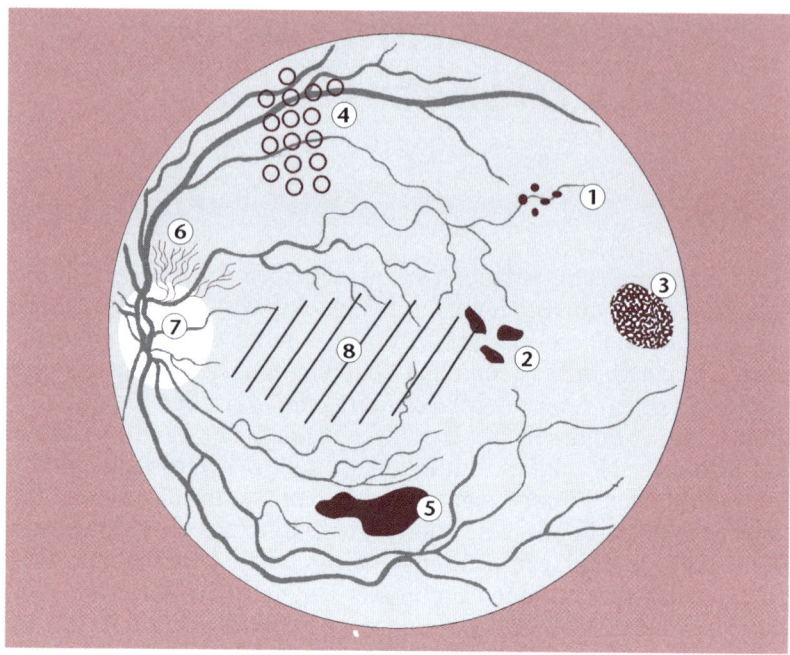

Abb. 31: Der Augenhintergrund und Formen der diabetischen Netzhauter-
krankung. [L157]
1 einzelne Gefäßaussackungen (Mikroaneurysmen), Punktblutungen
2 kleine Blutungen
3 weiches Exsudat (Ablagerung von Eiweiß)
4 Narben einer Laserbehandlung
5 große, flächige Blutung
6 Gefäßsprossung
7 „blinder Fleck"
8 Zone des Scharfsehens (Macula)

hineinwachsen und einbluten. Bei proliferativer Retinopathie oder
bei Veränderungen im Zentrum der Netzhaut (8, Makulaödem)
sollte eine Laserbehandlung des Augenhintergrunds (4) erfolgen.
Dadurch kann ein Fortschreiten der Erkrankung über lange Zeit verhindert werden. Die normnahe Blutzuckereinstellung ist in jedem
Stadium die wichtigste Behandlung der Retinopathie. Allerdings
stellt sich der positive Effekt verzögert ein. Der Augenbefund
kann sich bei einer zu schnellen Stoffwechselnormalisierung sogar
verschlechtern, wenn zuvor über einen längeren Zeitraum ein
HbA1c über ca. 8,5 % bestand. Solange noch eine augenärztliche
Behandlung nötig ist (z. B. Lasertherapie bei Gefäßneubildung),
sollte die Normalisierung der Blutzuckerwerte erst nach Beendigung
der Augenbehandlung begonnen werden. Bis dahin ist es sinnvoll,

den Blutzuckerzielwert noch nicht abzusenken (z. B. auf 160 mg/dl zu halten). Im fortgeschrittenen Stadium der Retinopathie kann eine Augenoperation (Vitrektomie) helfen, die Erblindung zu verhindern. Es ist daher wichtig, einmal pro Jahr den Augenarzt aufzusuchen, um Veränderungen frühzeitig zu erkennen und eine notwendige Laserbehandlung rechtzeitig vornehmen zu lassen. Wenn Veränderungen am Augenhintergrund vorliegen, wird der Augenarzt zu häufigeren Kontrolluntersuchungen raten.

## 14.2 Nierenerkrankung (Nephropathie)

Die Nephropathie ist eine schwere Folgeerkrankung, die bis zu einem lebensbedrohlichen Nierenversagen fortschreiten kann. Eine regelmäßige Blutwäsche (Dialyse) ist dann erforderlich. Außerdem entwickeln Typ-1-Diabetiker häufig einen Bluthochdruck, und es steigt das Risiko für Folgeerkrankungen des Kreislaufsystems (Herzinfarkt, Schlaganfall). Liegt gleichzeitig eine Nephropathie vor, erhöht sich das Risiko weiter. Eine normnahe Stoffwechseleinstellung von Anfang an kann die Entwicklung einer Nephropathie verhindern. Etwa 40 % aller Typ-1-Diabetiker tragen das Risiko für eine diabetische Nierenerkrankung in sich. Liegt nach ca. 20 Jahren noch keine Schädigung der Nieren vor, so ist das Risiko für eine noch später auftretende diabetische Nierenerkrankung bei guter Stoffwechselführung gering.

Man kann heute die diabetische Nierenerkrankung sehr früh erkennen, nämlich bereits dann, wenn die Eiweißausscheidung im Urin nur geringfügig erhöht ist (Mikroalbuminurie: zwischen 20–200 mg/l oder zwischen 30–300 mg in 24 Stunden). Die Mikroalbuminurie kann heute im Labor einfach bestimmt werden. Möglich ist auch eine weniger genaue Selbstmessung mit Hilfe von Teststreifen (z. B. Micral-Test II). Albuminwerte können sich auch durch kurzfristige körperliche Einflüsse erhöhen (z. B. Sport, schlechte Stoffwechsellage, Harnwegsinfekte: dann sollte das Albumin nicht bestimmt werden). Man spricht erst dann von einer Mikroalbuminurie, wenn zwei von drei Urinproben unter normalen Testbedingungen positiv sind. Die Mikroalbuminurie kann sich durch Blutzucker- und Blutdrucknormalisierung, durch Nichtrauchen sowie durch eine Normalisierung der Eiweißmenge in der Ernährung (☞ S. 52) wieder zurückbilden.

Bei Werten über 200 mg/l oder über 300 mg in 24 Stunden spricht man von einer „offenen Proteinurie". Sie bildet sich nicht mehr zurück. Eine gute Therapie kann jedoch eine weitere Verschlechterung der Nierenfunktion noch über lange Zeit verhindern und die Dialyse hinauszögern.

Wenn durch die Nierenfunktionsstörung das Kreatinin im Blut über 1,5 mg/dl ansteigt, ist die Behandlung durch einen Nierenspezialisten (Nephrologen) empfehlenswert.

**!** Weisen Sie Ihre behandelnden Ärzte auf das Vorliegen einer Nephropathie hin, wenn bei Ihnen eine Röntgenuntersuchung mit Kontrastmittel geplant ist. Eventuell müssen einige Medikamente für kurze Zeit abgesetzt werden oder es kann eine andere Untersuchungsmethode gewählt werden.

## 14.3 Nervenerkrankung (Neuropathie)

Typisch für die Neuropathie ist, dass der Betroffene meist selbst nichts davon wahrnimmt: Sie tritt am häufigsten als strumpfförmige Empfindungsstörung an beiden Füßen auf (vermindertes Temperatur- und Schmerzempfinden). Es kann aber auch zu Missempfindungen kommen, zum Gefühl von Pelzigkeit, Taubheit oder Spannung. Auch Nervenschmerzen sind möglich. Anhand eines Stimmgabeltests kann man das Vibrationsempfinden prüfen und hierüber die diabetesbedingte Nervenerkrankung gut feststellen (☞ Abb. 32).

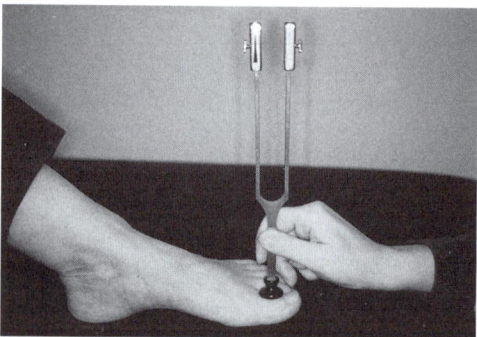

Abb. 32: Stimmgabeltest zur Überprüfung des Vibrationsempfindens

Liegt eine Nervenerkrankung an den Füßen vor, sind die Füße durch unbemerkte Verletzungen, die sich entzünden können, besonders gefährdet (☞ S. 154). Im fortgeschrittenen Stadium kann die Nervenerkrankung viele Körperorgane betreffen (z. B. Magen und Darm) und dort zu Funktionsstörungen führen. Die diabetesbedingte Impotenz (☞ S. 149) beruht ebenfalls meist auf einer Nervenerkrankung. Auch bei Frauen kann die sexuelle Funktion durch eine Nervenerkrankung beeinträchtigt werden (evtl. Verringerung der

Erregbarkeit, Vaginaltrockenheit. Bei Vaginaltrockenheit helfen Gleitgele oder -cremes, z. B. Femilind). Die beste Therapie der diabetesbedingten Nervenerkrankung ist die Normalisierung des Blutzuckers.

## 14.4 Schäden an den großen Gefäßen (Makroangiopathie)

Bei Menschen mit Diabetes kommt es nach längerer Diabetesdauer schneller zu Schäden an den großen Gefäßen, was das Risiko für Herzinfarkte, Schlaganfälle und Durchblutungsstörungen der Beine erhöht. Diese Veränderungen sind weniger vom Blutzucker abhängig als von Störungen des Fettstoffwechsels und vom erhöhten Blutdruck. Vorbeugende Maßnahmen sind eine gesunde Lebensführung, d. h. eine gesunde Ernährung, Nikotinverzicht und körperliche Aktivität.

## 14.5 Folgeerkrankungen vorbeugen

• **Gute Blutzuckereinstellung**

Versuchen Sie immer wieder, einen HbA1c-Wert zu erreichen, der möglichst nahe an der Obergrenze für Menschen ohne Diabetes liegt (etwa 6 %, ☞ S. 14). Vermeiden Sie längere Phasen mit sehr hohen Blutzuckerwerten.

• **Gesunde Lebensführung:**

Ernähren Sie sich gesund, d. h. fettarm, kohlenhydrat- und ballaststoffreich, und bleiben Sie in Bewegung. Gehen Sie liebevoll mit Ihrem Körper um.

• **Zusätzliche Risiken vermeiden:**

Achten Sie besonders auf Bluthochdruck und auf Fettstoffwechselstörungen. Falls Sie rauchen, werden Sie Nichtraucher (☞ S. 151).

• **Vorsorgeuntersuchungen**

Die folgende Aufstellung zeigt Ihnen, was Sie regelmäßig untersuchen lassen sollten. Achten Sie selbst mit darauf, dass Ihr Arzt nichts dabei vergisst. Der blaue Gesundheits-Pass Diabetes der Deutschen Diabetes-Gesellschaft, in den Sie Ihre Untersuchungsergebnisse eintragen lassen können, gibt Ihnen eine gute Orientierung (☞ Abb. 33, S. 148). Den Gesundheits-Pass Diabetes erhalten Sie beim Deutschen Diabetiker Bund oder beim Kirchheim-Verlag.

**Kontrolluntersuchungen zur Prüfung auf diabetesbedingte Folgeerkrankungen**

Wenn noch keine Folgeerkrankungen vorliegen, einmal jährlich:

1. Untersuchung des Augenhintergrundes beim Augenarzt,

2. Nieren-Untersuchung: Bestimmung der Albuminauscheidung im Urin,

3. Nerven-Untersuchung: Untersuchung der Füße mit der Stimmgabel,

4. Gründliche körperliche Untersuchung mit Blutdruck, Bestimmung der Blutfette, Untersuchung der Fußpulse. Regelmäßige Untersuchung der Füße auf Hornhautbildungen und Verletzungen (bei jedem Arztbesuch).

Falls bereits Folgeerkrankungen vorliegen, besprechen Sie die Häufigkeit der Kontrollen mit Ihrem Arzt.

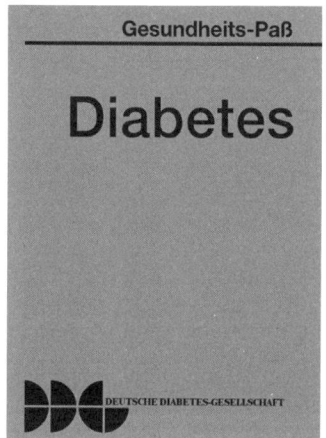 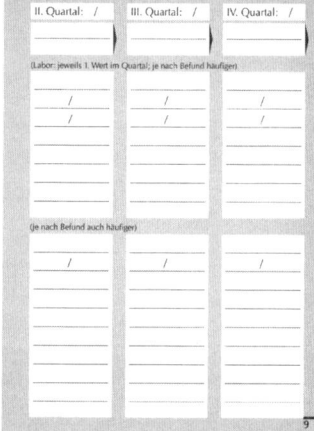

Abb. 33: Gesundheits-Pass Diabetes

# 14.6 Sexualität und Impotenz

Der Diabetes kann die sexuelle Beziehung auf mehrfache Weise belasten:

- Allgemein verringert eine schlechte gesundheitliche Verfassung die Lust zu sexuellen Kontakten.

- Die ständige Kontrolle des Diabetes wird im sexuellen Beieinander als Belastung der Spontaneität erlebt.

- Die durch diabetische Folgeerkrankungen an Nerven und Gefäßen evtl. entstehende Impotenz des Mannes beeinträchtigt die sexuellen Erlebensmöglichkeiten für beide Partner.

- Diabetische Nervenschäden können bei Frauen zu verringerter Erregbarkeit und Scheidentrockenheit führen.

Wer mit seinem Diabetes zurechtkommt und eine gute Stoffwechsellage erreicht, wird auch im sexuellen Bereich wenig Probleme haben. Speziell in Bezug auf den Verlust von Spontaneität spielen oft irrationale Auffassungen über die menschliche Sexualität eine Rolle: Sex muss spontan und ungeplant sein, muss immer klappen, darf keine Unterbrechung erfahren usw. Diese Vorstellungen entsprechen auch für Nichtdiabetiker nicht der Realität und sie führen zu vielen sexuellen Störungen. Man sollte sich prüfen, ob solche Vorstellungen die Schwierigkeiten mitbedingen. Viele Probleme lassen sich im Gespräch mit dem Partner/der Partnerin lösen. Schafft man das nicht allein, kann man sich bei professionellen Beratern Hilfe holen.

Ein besonderes Problem ist die durch Folgeerkrankungen des Diabetes (mit-)bedingte Erektionsschwäche des männlichen Gliedes, der in den meisten Fällen eine diabetesbedingte Nervenschädigung zugrunde liegt. Auch der Umgang mit diesem Problem ist in erster Linie ein Thema, das mit der Partnerin gemeinsam gelöst werden sollte. Denn oft ist die Partnerin mit der verbliebenen Potenz zufrieden, wenn das (sexuelle) Miteinander insgesamt positiv verläuft. Zur Sexualität gehört – Männer haben da oft falsche Vorstellungen – vor allem Aufmerksamkeit, Zärtlichkeit und Geduld.

Nach langer Diabetesdauer ist die Erektionsschwäche als Folgeerkrankung ebenso häufig wie Schäden an Augen und Nieren. Es ist sehr selten, dass die Erektionsschwäche als einzige Folgeerkrankung besteht. Die diabetesbedingte Erektionsschwäche entwickelt sich langsam über Jahre und ist weitgehend unabhängig von der Situation, in der der sexuelle Kontakt erfolgt. Schwankt die sexuelle Potenz stark in Abhängigkeit von der Situation, spricht dies mehr für seelische Ursachen. Bei einer plötzlich auftretenden Erektionsschwäche muss zuerst geprüft werden, ob auch ein neu eingenommenes Medikament die Ursache sein könnte (z. B. einige blutdrucksenkende Medikamente, Lipidsenker, Psychopharmaka).

Der Fachmann für die Behandlung der organischen Impotenz ist der Urologe. Wenn man Hilfe sucht, sollte man sich vorher umhören, welcher Urologe für eine Therapie der Erektionsschwäche besonders kompetent ist. Folgende Therapiemöglichkeiten bestehen:

- Verschiedene Hilfsmittel, um die Erektion zu verbessern (z. B. Vakuumpumpe).

- Schwellkörper-Autoinjektionstherapie (SKAT): Es wird vor dem Geschlechtsverkehr eine kleine Menge eines Medikaments in den Schwellkörper gespritzt. Damit wird die Erektion wieder erreicht, die Injektion ist nicht schmerzhaft. Wichtig ist aber, dass die Dosis des Medikaments genau mit dem Urologen abgestimmt wird, da es sonst durch zu lange Erektionen zu Gefäßschäden kommen kann.

- Implantation einer Penisprothese: Operation bei größeren Nerven- oder Gefäßschäden. Probleme sind Nebenwirkungen und psychische Akzeptanz der Prothese. Diese Therapie verbleibt als Möglichkeit, wenn die anderen Therapien keinen ausreichenden Erfolg haben.

- Seit 1998 steht ein Medikament mit dem Wirkstoff Sildenafil (Handelsname Viagra) zur Verfügung. Nach der Einnahme der Tablette wirkt Viagra bei etwa 60 % der Betroffenen bis zu 4 Stunden erektionsfördernd. Es müssen allerdings Gegenanzeigen beachtet werden. Vor allem dürfen nicht gleichzeitig nitrathaltige Herzmedikamente eingenommen werden. Fragen Sie bitte Ihren Arzt. Eine Weiterentwicklung dieses Medikaments mit weniger Nebenwirkungen und längerer Wirkdauer ist der Wirkstoff Tadalafil (Handelsname Cialis). Ein weiteres neues Medikament ist das Vardenafil (Handelsname Levitra). Es hat hat gegenüber Viagra keine wesentlichen Vorteile.

Medikamente zur Verbesserung der Erektion müssen seit 1998 privat bezahlt werden. Betroffene haben aber bereits mit Erfolg gegen ihre Kassen auf Kostenübernahme geklagt.

# 14.7 Nichtrauchen halbiert die Risiken

Wer raucht, weiß meistens, dass er damit seine Risiken für viele Erkrankungen erhöht. Er nimmt diese Risiken bei seiner Entscheidung für das Rauchen in Kauf. Als Diabetiker sollten Sie sich besonders gut überlegen, ob Sie rauchen, denn Sie erhöhen dadurch drastisch – das beweisen viele Studien – Risiken für Folgeerkrankungen an den Gefäßen.

Die Grundlage dafür, mit dem Rauchen aufzuhören, ist eine klare Entscheidung, von nun an nicht mehr zu rauchen. Wenn das für Sie feststeht, kann Sie nichts davon abbringen. Die Entzugserscheinungen dauern – wenn überhaupt – nur wenige Tage, und sie merken sehr schnell, was Sie alles gewinnen. Ihre Umgebung gewöhnt sich daran und viele werden Sie insgeheim bewundern.

Wenn Sie sich das alles von vornherein klarmachen und gar nicht anfangen, mit Ihrem scheinbaren Verzicht zu hadern, wird es schnell selbstverständlich, nicht mehr zu rauchen. Sie werden sich freier fühlen, weil Sie Ihren Tag nicht mehr nach Rauchpausen einteilen. Dass es schwer ist, mit dem Rauchen aufzuhören, sagen vor allem die, die nicht aufhören wollen. Fragen Sie einmal ehemalige Raucher, ob es wirklich so schwer war! Als Nichtraucher können Sie genauso viel genießen wie vorher – oder noch mehr. Vielleicht nehmen Sie etwas an Gewicht zu. Das ist eine gesunde Körperreaktion. Wenn Sie zu viel zunehmen, können Sie das irgendwann genauso konsequent angehen wie das Rauchen. Denn Sie wissen ja: wenn Sie sich klar entscheiden und danach handeln, können Sie etwas verändern.

Es werden viele Hilfsmöglichkeiten angeboten, mit dem Rauchen aufzuhören: Broschüren (☞ Literaturhinweise S. 206), Kurse, Akupunktur, Medikamente. Alles kann Ihnen helfen, aber nichts davon ersetzt Ihre eigene Entscheidung. Fangen Sie ein neues Leben als Nichtraucher an und genießen Sie die neue Freiheit! Tun Sie es für sich selbst und für niemanden sonst. Einfach weil es intelligenter ist.

## 14.8 Achten Sie auf Ihren Blutdruck

Etwa 20 % der Bevölkerung haben Bluthochdruck, Diabetiker sind noch häufiger betroffen. Darüber hinaus können Diabetiker auch als Folge der diabetesbedingten Nierenschädigung Bluthochdruck entwickeln. Unbehandelter Bluthochdruck kann die großen und kleinen Blutgefäße schädigen. Zusammen mit Diabetes steigt das Risiko für Folgeerkrankungen stark an.

Jeder Diabetiker sollte deshalb seinen Blutdruck kennen. Nutzen Sie Ihre Arzttermine, um den Blutdruck messen zu lassen. Achten Sie dabei darauf, dass Sie vor der Messung ca. 5 Minuten ruhig gesessen haben, da Sie sonst falsche Messwerte erhalten könnten. Bluthochdruck liegt vor, wenn wiederholt Werte über 140/90 mm Hg gemessen werden. Mit einer 24-Stunden-Messung kann man diese Diagnose sichern. Manche Menschen haben nämlich nur in Gegenwart ihres Arztes einen erhöhten Blutdruck („Weißkittel-Effekt").

Bluthochdruck entsteht meist allmählich und verursacht über viele Jahre keine Beschwerden. Menschen mit Bluthochdruck sollten daher lernen, wie sie selbst den Blutdruck messen können. Ein Blutdruck-Messgerät kann von Ihrem Arzt verordnet werden. Sprechen Sie mit Ihrer Krankenkasse, ob sie die Kosten (60–150 €) übernimmt. Geeignet sind vor allem Geräte, die den Blutdruck am Oberarm messen, da hierbei die Messung stets in Herzhöhe erfolgt. Optimal ist es, zweimal täglich zu messen, beachten Sie auch hier eine Ruhezeit von ca. 5 Minuten vor der Messung. Das erste Mal sollten Sie morgens vor Einnahme der Blutdruckmedikamente messen. Für die zweite Messung kann man einen ruhigen Moment am Abend nutzen. Das Ziel einer guten Blutdruckbehandlung ist ein Wert unter 130/80 mmHg bei der Selbstmessung. Besprechen Sie die Werte mit Ihrem Arzt, damit die Blutdruckbehandlung immer auf Ihre aktuellen Bedürfnisse angepasst werden kann.

Weitere Tipps für Menschen mit Bluthochdruck:

• Wenn Sie übergewichtig sind, hilft eine Gewichtsabnahme bei der Blutdruckbehandlung.

• Regelmäßige Bewegung führt langfristig zu besseren Blutdruckwerten.

• Eine kochsalzarme Ernährung kann evtl. die Wirkung Ihrer Medikamente unterstützen.

(☞ Literaturhinweise zum Thema Bluthochdruck S. 205)

# 15 Pflege der Füße

Gesunde Füße sind etwas Wunderbares. Ist es nicht unglaublich, wie lange einen die Füße durch das Leben tragen? Was sie alles verkraften: schwere Lasten, extreme Temperaturen, Verletzungen, Einengungen – und immer wieder erholen sie sich, verrichten ihre Arbeit, genießen die Pausen, die wir Ihnen gönnen. Sie haben es verdient, dass wir sie gut behandeln und ihnen das Leben leicht und angenehm machen. Geringe Hautverletzungen z.B. durch drückende Schuhe, sind ein häufiges Alltagsproblem. Der gesunde Körper verfügt mit seinem Nervensystem über ein Alarm- oder Meldesystem, das ihm bei Schmerzen eine weitere Belastung gar nicht erlaubt. Man beginnt zu humpeln. Der Fuß wird automatisch entlastet und damit eine Verschlimmerung der Wunde verhindert. Eine oberflächliche Wunde heilt bei normaler Durchblutung der Haut unter Entlastung sehr schnell ab. Der Diabetes kann leider auch die Füße belasten. Er erhöht die Risiken dafür, dass es zu Leistungseinschränkungen, Schmerzen oder Entzündungen kommen kann. Deswegen sollten Sie auch kleine Verletzungen an den Füßen viel ernster nehmen, als es Menschen ohne Diabetes tun müssten.

## 15.1 Sind meine Füße überhaupt gefährdet?

Als erstes sollten Sie klären, ob bei Ihnen eine diabetesbedingte Nervenschädigung vorliegt. Dies lässt sich mit relativ einfachen und schmerzlosen Untersuchungen von fast jedem Arzt durchführen. Am häufigsten wird das Vibrationsempfinden mit einer speziellen Stimmgabel getestet. Einige Ärzte bevorzugen stattdessen das Monofilament, mit ihm kann man das Druckempfinden prüfen.

Die Untersuchung mit einem Tip Therm, bei der das Temperaturempfinden überprüft wird, ist nicht so aussagekräftig wie die beiden anderen Untersuchungen. Sie kann als Ergänzung durchgeführt werden. Zusätzlich kann der Arzt auch noch die Reflexe mit einem Reflexhammer testen.

Nervenschäden an den Füßen können nach mehrjähriger schlechter Blutzuckereinstellung auftreten. Es gibt typische Anzeichen für eine Nervenschädigung, die Sie bei sich selbst bemerken können.

Anzeichen für eine Nervenschädigung sind:

• fehlendes oder abgeschwächtes Temperatur- und Schmerzempfinden,

• schmerzlose Wunden oder Verletzungen,

• Taubheitsgefühl,

• Kribbelgefühl,

• Kältegefühl bei warmen Füßen,

• „Ameisenlaufen",

• Schmerzen in Ruhe, besonders nachts (Linderung durch Bewegung und Laufen),

• trockene und rissige Haut,

• schmerzlose Hühneraugen,

• Fußschwellungen,

• Hornhautschwielen,

• Fehlstellungen der Füße oder Unbeweglichkeit der Zehen.

Meine Füße sind besonders gefährdet, wenn:

• Unklarheit besteht, ob bei mir Nerven- oder Durchblutungsstörungen vorliegen,

• Empfindungsstörungen oder Missempfindungen an den Füßen bestehen

• ich an Durchblutungsstörungen der Beine leide (sog. Schaufensterkrankheit oder arterielle Verschlusskrankheit, AVK),

• bei mir eine diabetische Nervenschädigung (Neuropathie) an den Füßen vorliegt,

• an meinen Füßen Fehlstellungen der Zehen oder Gelenke bestehen,

• ich bereits eine schlecht heilende Wunde unter dem Fuß hatte,

• bei mir schon eine Amputation vorgenommen wurde.

## Wenn meine Füße gesund sind

Wenn Sie unter keinerlei der o.g. Anzeichen leiden und auch die ärztliche Fußuntersuchung mit der Stimmgabel keinen Hinweis auf eine diabetesbedingte Veränderungen Ihrer Fußnerven hinweist (bei guter Stoffwechselführung besteht lange Zeit keine Gefahr), bedürfen Ihre Füße keiner besonderen Vorsichtsmaßnahmen. Auch bei der Pflege Ihrer Füße müssen Sie nichts anders machen. Auch Barfußlaufen, die Zehennägel lackieren und das Tragen von modernen und engen Schuhen schadet Ihren Füßen nicht bzw. nicht mehr als anderen gesunden Füßen. Das gesunde Schmerzempfinden Ihrer Fußnerven hilft Ihnen, auch kleine Verletzungen an den Füßen sofort zu bemerken. Sie sollten allerdings nicht vergessen, dass Sie ein erhöhtes Risiko tragen, auch wenn jahrelang keine Probleme aufgetreten sind. Menschen mit Diabetes sollten mit ihren Füßen besonders pfleglich umgehen.

Da man Veränderungen an den Fußnerven nicht immer sofort bemerkt, sollten Sie Ihre Füße regelmäßig untersuchen lassen und das Ergebnis im Gesundheits-Pass Diabetes dokumentieren.

## Wenn eines der Anzeichen zutrifft

... dann sollten Sie dieses Kapitel unbedingt weiterlesen.

Bei Nervenschäden (☞ S. 146) sind Ihre Füße einem besonders hohen Risiko ausgesetzt. Das Temperatur- und Schmerzempfinden ist vermindert. Man spürt kleine Druckstellen, Blasen oder Verletzungen nicht mehr rechtzeitig, im schlimmsten Fall überhaupt nicht mehr. Man kann den ganzen Tag mit einem kleinen Steinchen im Schuh gehen, ohne zu merken, dass es die Haut aufscheuert. Sind erst einmal kleine Verletzungen entstanden, können sich Entzündungen und Wunden entwickeln, die bei anhaltend hohen Blutzuckerwerten schlecht heilen. Bei nicht sachgerechter Behandlung kann aus einem solchen neuropathischen Fußgeschwür durch Ausdehnung der Infektion in die Tiefe über Nacht eine diabetische Gangrän entstehen, bei der im Extremfall sogar eine Amputation nötig werden kann. Ursache für solche Prozesse ist meist die gestörte Wahrnehmung aufgrund einer Nervenschädigung. Man bewertet eine gefährliche Infektion als harmlos, weil sie nicht wehtut.

Bei ca. 80 % der Amputationen sind es harmlose Verletzungen, die den „Stein ins Rollen" gebracht haben. Nur eine gewissenhafte und tägliche Fußinspektion kann sicherstellen, dass Katastrophen vermieden werden. Bei Nervenschäden können Sie sich nicht mehr auf Ihre Wahrnehmung verlassen.

Kommen zu den Nervenschäden noch Durchblutungsstörungen hinzu, sind Ihre Füße einem doppeltem Risiko ausgesetzt: die Wundheilung auch kleinster Verletzungen ist erschwert, Entzündungen können sich im abwehrgeschwächten Gewebe rascher ausbreiten. Aber: Durchblutungsstörungen sind auch für Diabetiker keine schicksalhafte Entwicklung, mit der sie sich abfinden müssen. Heute gibt es Möglichkeiten, verengte oder verstopfte Blutgefäße wieder zu öffnen oder zu umgehen, damit die Füße wieder ausreichend mit Blut versorgt werden.

Haben Sie dennoch einmal Pech mit Ihren Füßen, und es wird Ihnen bei einer ausgeprägten Infektion zu einer Amputation geraten, dann ziehen Sie in jedem Fall die „Amputations-Notbremse":

Holen Sie sich eine zweite ärztliche Meinung (möglichst Fußzentrum oder Fußambulanz), bevor Sie einer Amputation zustimmen. Keine Amputation ohne Angiographie (Gefäßdarstellung)!

Durch besondere Vorsicht und sachgerechte Pflege der Füße können Sie Komplikationen vermeiden.

Vorbeugen:

• regelmäßig die Füße kontrollieren,

• richtige Pflege der Füße,

• gutes Schuhwerk.

# 15.2 Regelmäßig die Füße kontrollieren

Besteht eine diabetesbedingte Nervenerkrankung der Füße (Sensibilitätsverlust), sollten Sie Ihre Füße am besten täglich abends prüfen. Augen und Hände müssen jetzt die Nerven an den Füßen ersetzen.

### Betrachten Sie täglich Ihre Füße

Sorgen Sie für gute Lichtverhältnisse und setzen Sie sich bequem hin. Wenn Sie nicht so beweglich sind, stellen Sie einen Vergrößerungsspiegel (Rasierspiegel) auf die Erde und betrachten Sie Ihre Füße von allen Seiten. Wenn Sie nicht mehr so gut sehen können, bitten Sie jemand anders, Ihre Füße anzusehen.

Achten Sie auf:
- Hautverfärbungen (rot, dunkel),
- kleine Verletzungen, Wunden,
- Hornhaut, Schwielen,
- Hühneraugen,
- trockene, rissige Haut,
- Blasen,
- Fußpilz,
- eingewachsene, verdickte, weiß oder gelb verfärbte Zehennägel.

Oft werden kleine Wunden an den Füßen nicht ernst genommen. Man denkt, was nicht wehtut, kann ja nicht so schlimm sein. Scheuen Sie sich nicht, auch mit kleinen Verletzungen zum Arzt zu gehen. Spätestens bei Wunden mit geröteter Umgebung, Schwellung, Eiter, Fieber oder neu aufgetretenen Schmerzen benötigen Sie rasch ärztliche Hilfe.

### Kontrollieren Sie täglich Ihre Schuhe

Bevor Sie Ihre Schuhe anziehen, untersuchen Sie mit den Händen das Innere Ihrer Schuhe auf kleine Nägel. Entfernen Sie Sand oder kleine Steinchen. Achten Sie darauf, dass benötigte Einlegesohlen glatt sind und keine Falten bilden. Auch das Innenfutter sollte nicht zerschlissen sein oder Falten bilden.

## 15.3 Richtige Fußpflege

### Waschen der Füße

Wir empfehlen Ihnen, beim Waschen der Füße folgende Hinweise zu beachten:

- Die Füße sollen täglich gewaschen werden.

- Die Wassertemperatur sollte 37°C nicht übersteigen. Überprüfen Sie die Temperatur mit einem Thermometer, denn mit zu heißem Wasser können Sie sich die Füße verbrühen.

- Fußbäder sollen nur 3 Minuten dauern, längere Fußbäder weichen die Haut auf, so dass sie verletzlich und rissig wird. Pilze und Bakterien können leichter eindringen.

- Benutzen Sie eine milde Seife, z. B. rückfettende Seifen, Kernseife oder grüne Seife. Die beliebten pH-neutralen Seifen trocknen die Haut aus. Wenn Ihre Haut sehr empfindlich ist, kann sie durch parfümierte Seife zusätzlich gereizt werden.

- Wenn Sie möchten, benutzen Sie einen weichen Waschlappen. Bürsten oder Massagehandschuhe sind ungeeignet, da sie die Haut zu stark aufrauen, es kann zur Gewebsschädigung kommen.

- Trocknen Sie Ihre Füße, besonders zwischen den Zehen, gründlich ab. Bei feuchten Zehenzwischenräumen entsteht leicht Fußpilz.

- Cremen Sie trockene, spröde oder rissige Haut ein, aber bitte nicht zwischen den Zehen! Da die Creme dort schlecht einzieht, besteht die Gefahr, dass die Haut aufweicht. Sie bildet dann einen guten Nährboden für Pilze und Bakterien. Empfehlenswert sind insbesondere Cremes mit relativ geringem Wasseranteil, ohne Konservierungsstoffe, ohne Duftstoffe und einem Harnstoffanteil von maximal 5 %.

- Wenn Ihre Füße leicht schwitzen, ist es wichtig, ein Aufweichen der Haut zu verhindern. Waschen Sie, wenn möglich, Ihre Füße mehrmals täglich und wechseln Sie gleichzeitig die Strümpfe. Benutzen Sie keine aggressiven Produkte, die die Haut reizen, z. B. Talkum, Puder, anregende Fußsprays oder Deodorants.

## Pflege der Zehennägel

Die Zehennägel schützen unsere Zehen vor Verletzungen. Sie reagieren empfindlich auf Störungen und Verletzungen. Wir müssen ihnen Raum geben und sie durch Pflege in guter Funktion halten. Leider sind es meist nur Frauen, die auf ihr Äußeres achten und ihre Zehennägel zu einer Zierde der Füße werden lassen. Wie sollten Sie Ihre Nägel pflegen?

- Die Nägel sollen mit der Zehenkuppe gerade abschließen. Sind die Nägel zu kurz, wachsen sie sehr schnell ein.

- Benutzen Sie zum Kürzen Ihrer Nägel eine Sandpapierfeile oder eine abgerundete Diamantfeile. Mit Scheren, Nagelzangen, spitzen Nagelfeilen oder Nagelknipsern können Sie sich leicht verletzen. Die Nägel sollen gerade anstatt rund gefeilt werden, mit einer kleinen Abrundung an den Ecken.

- Die Behandlung eingewachsener Zehennägel soll nur vom Fachmann (Arzt/Fußambulanz/Podologe) durchgeführt werden.

## Beseitigung von Hornhaut

Mit Hornhaut will der Körper die Füße vor Belastung und Verletzungen schützen. Menschen, die viel barfuß gehen, bilden mehr Hornhaut. Aber diese Selbsthilfe des Körpers hat auch Nachteile: Verdickte Hornhaut drückt auf gesundes Gewebe und kann Blasen und Verletzungen verursachen, die man von außen nicht bemerkt. Hornhaut wird mit der Zeit rissig, so können Keime und Bakterien in das Innere des Fußes eindringen und Entzündungen hervorrufen. Wie lässt sich Hornhaut entfernen?

- Am besten geeignet für die Hornhautentfernung ist der Bimsstein oder eine Hornhautfeile. So können Sie verdickte Hornhaut entfernen und verhindern deren Neuentstehung. Vermeiden Sie Rasierklingen, Hornhautraspeln, Hornhauthobel oder sehr grobe Feilen, denn sie erhöhen die Verletzungsgefahr.

- Anschließend wird die Haut eingecremt, um die Füße geschmeidig zu halten.

- Verdickte Hornhaut ist immer die Folge von Druck. Forschen Sie nach der Ursache! Tragen Sie keine drückenden Schuhe. Bei Fußfehlformen benötigen Sie vielleicht orthopädische Schuhe. Sprechen Sie mit Ihrem Arzt.

## Entfernung von Hühneraugen

Hühneraugen sind ebenfalls Hornhaut, die sich durch starken Druck von außen nach innen verdickt. Sie entstehen vor allem außen am kleinen Zeh, sind aber auch zwischen den Zehen möglich. Sie können schmerzhaft sein. Wie lassen sie sich entfernen?

- Am besten geeignet für die Entfernung der Hühneraugen sind Bimsstein und Feile. Entfernen Sie damit nach der Fußwäsche vorsichtig die Hornhaut um das Hühnerauge herum. Der Kern wird sich nach einiger Zeit heben, haben Sie Geduld! Benutzen Sie keine Hühneraugentinktur oder Hühneraugenpflaster, sie enthalten stark ätzende Substanzen, die auch gesunde Haut angreifen. Wegen der Verletzungsgefahr sind auch Scheren, Pinzetten und Rasierklingen ungeeignet! Professioneller und schneller entfernt eine Podologin Ihr Hühnerauge.

- Benutzen Sie keine Druckstellenpflaster oder Ballenpflaster, es können neue Druckstellen entstehen.

- Auch Hühneraugen sind immer Folge von Druck. Forschen Sie nach der Ursache. Tragen Sie keine zu engen Schuhe.

## Behandlung von Fußpilz

> Der Fußpilz schädigt durch Riss- und Schuppenbildung die Haut und bildet damit Eintrittpforten für Bakterien. Somit können sich im Rahmen einer Pilzinfektion begleitende, größere bakterielle Infektionen entwickeln.

Fußpilz entsteht leicht zwischen den Zehen. Man kann ihn sich z. B. in Badeanstalten oder Gemeinschaftsduschen holen. Da der Fußpilz unangenehmes Jucken verursacht und die Haut angreift, sollte er sofort behandelt werden.

- Die Haut ist gerötet, nässt und juckt, es bilden sich kleine Hautschuppen. Ziehen Sie nicht die Hautschuppen ab, Sie können dabei leicht die gesunde Haut einreißen.

- Lassen Sie sich von Ihrem Hausarzt ein Medikament gegen Fußpilz (antimykotisches Spray, Flüssigkeit oder Salbe) empfehlen und behandeln Sie den Fuß nach Vorschrift.

- Wechseln Sie täglich das Handtuch und die Strümpfe.

- Desinfizieren Sie Ihre Schuhe.

- Wenn Sie den Fußpilz nicht mehr sehen, sollten Sie die Behandlung noch ca. 4 Wochen weiterführen, um auch die Sporen zu vernichten.

## Was Sie selber bei Verletzungen tun können

Auch wenn Sie sehr auf Ihre Füße achten, kann es zu einer Verletzung kommen. Dann können Bakterien in den Fuß eindringen und Infektionen verursachen. Normalerweise schmerzt das. Aber mit einer geschwächten Wahrnehmung ist es möglich, eine Verletzung zu übersehen. Deswegen ist es bei diabetesbedingten Nervenerkrankungen so wichtig, die Füße täglich genau zu betrachten.

- Desinfizieren Sie kleine Wunden mit einem sterilen Tupfer und einem Antiseptikum. Es sollte farblos sein, damit Sie den weiteren Verlauf der Wundheilung beurteilen können.

- Decken Sie die Wunde mit einem trockenen, sterilen Tupfer ab, und befestigen Sie ihn mit einem hautfreundlichen Pflaster.

- Verwenden Sie keine Wundsalben (sofern der Arzt dies nicht empfohlen hat).

- Kontrollieren Sie täglich die Wunde und erneuern Sie den Verband. So können Sie Verschlechterungen der Wunde rechtzeitig bemerken.

- Scheuen Sie sich nicht, auch mit kleinen Verletzungen und Veränderungen zum Arzt zu gehen. Spätestens bei Wunden mit geröteter Umgebung, Schwellung, Eiter, Fieber oder neu aufgetretenen Schmerzen benötigen Sie rasch ärztliche Hilfe!

## Gutes Schuhwerk und Strümpfe

Gute Schuhe und Strümpfe sind angenehm für die Füße. Sie schützen sie und erlauben Atmung und freie Bewegung. Viele Verletzungen entstehen allein durch ungeeignete Schuhe, aber auch falsche Strümpfe können Probleme verursachen.

- Kaufen Sie gute Schuhe. Sie sind zwar teurer, aber eine lohnende Investition für die Füße.

- Die Schuhe sollen Ihren Füßen ausreichend Platz in der Höhe, Breite und Länge lassen.

- Bevorzugen Sie weiches Oberleder. Gummi und Plastik begünstigen das Entstehen von Fußpilz.

- Die Schuhsohle soll nicht zu biegsam sein, da sonst Ihr Vorfuß zu stark belastet wird.

- Die Schuhe sollten seitlich nicht stark verdrehbar sein und guten Halt um die Ferse geben.

- Der Absatz sollte nicht höher als 5 cm sein. Schuhe ohne Absatz oder mit speziell tiefer Ferse sind oft ungeeignet, da der Vorfuß evtl. zu stark belastet wird.

- Kontrollieren Sie die Schuhe auf dicke Nähte oder Ösen, sie können Druckstellen verursachen.

- Die Innensohle soll nicht unterbrochen sein.

- Das Futter soll nicht eingerissen sein.

- Sandalen sind ungünstig, sie schützen den Fuß nur wenig und sie begünstigen Hornhautbildung an den Fersen. Auch Clogs (Holzpantoffeln) sind ungeeignet. Sie begünstigen ebenfalls eine vermehrte Hornhautbildung an den Fersen, und zusätzlich kann der Fuß beim Gehen nicht richtig abrollen.

- Kaufen Sie Ihre Schuhe am späten Nachmittag, meist sind die Füße dann etwas dicker als morgens.

- Neue Schuhe müssen eingelaufen werden: Tragen Sie sie am Anfang nur eine halbe Stunde täglich.

- Strümpfe sollte man täglich wechseln und waschen.

- Vermeiden Sie Strümpfe mit festem Gummizug, sie vermindern die Durchblutung und führen zum Anschwellen der Füße.

- Tragen Sie nur Strümpfe, die keine dicken Nähte haben. Es können sonst Druckstellen entstehen.

- Die Strümpfe sollen richtig passen: wenn sie zu groß sind, legen sie sich in Falten, und es können ebenfalls Druckstellen entstehen.

## Was Sie noch beachten sollten

- Gehen Sie, wenn Sie Empfindungsstörungen an den Füßen haben, möglichst nicht barfuß, denn Sie könnten sich unbemerkt verletzen. Wenn Barfußgehen für Sie ein besonderer Genuss ist: Tun Sie es mit Verstand und nicht zu lange – vielleicht an einem gepflegten Strand –, achten Sie auf Gegenstände, die Sie verletzen können, und kontrollieren Sie Ihre Füße sicherheitshalber einmal mehr.

- Schützen Sie Ihre Füße vor Sonnenbrand.

- Haben Sie kalte Füße? Dann können Sie warme Wollsocken tragen (auch nachts im Bett). Riskieren Sie keine Verbrennungen: Wärmen Sie nicht Ihre Füße in heißem Wasser, an der Heizung, dem Kamin, mit einer Heizdecke, einem Heizkissen oder mit einer Wärmflasche!

- Regelmäßige Fußgymnastik hält die kleinen Gelenke beweglich und kann gegen kalte Füße helfen.

- Regelmäßiges Eincremen der Füße hält die Haut geschmeidig, und sie fühlt sich gut an.

- Rauchen Sie? Rauchen vermindert u.a. auch die Durchblutung Ihrer Füße. Falls Sie rauchen: Wäre das nicht ein Anreiz, Nichtraucher zu werden?

- Sind Sie selber nicht in der Lage, Ihre Füße zu pflegen, suchen Sie sich eine Podologin und informieren Sie sie über Ihren Diabetes.

Hoffentlich haben wir Ihnen mit den vielen Hinweisen, was alles bei den Füßen schief gehen kann, nicht zu viel Angst gemacht. Das Thema Amputation ist nicht gerade erfreulich. Wir wollen Ihnen mit unseren Informationen helfen, Ihre Füße gesund zu halten und sich an Ihnen zu erfreuen. Barfuß laufen (Vorsicht) oder mit bequemen, weichen und leichten Schuhen einen Spaziergang draußen in der Natur – was gibt es Schöneres? Und dann hinterher die Füße auszuruhen, zu entspannen, zu massieren, zu baden, einzucremen, das Lammfell der Hausschuhe zu spüren …

# Ich teste mich selbst

## Fragen zum Thema „Fußpflege"

Antworten ☞ Anhang S. 202

1. Wie häufig sollen die Füße bei vorhandener neuropathischer Veränderung kontrolliert werden?

   a) täglich

   b) wöchentlich

   c) monatlich

2. Wie lange sollte ein Fußbad maximal dauern?

   a) 1 Minute

   b) 3 Minuten

   c) 5 Minuten

   d) 10 Minuten

3. Wie lang sollen die Zehennägel sein?

   a) 1 mm kürzer als die Zehenkuppe

   b) mit der Zehenkuppe abschließen

   c) 1 mm länger als die Zehenkuppe

4. Womit sollen die Zehennägel gekürzt werden?

   a) Schere

   b) Nagelknipser

   c) Feile

   d) Nagelzange

5. Womit soll Hornhaut an den Füßen entfernt werden?

   a) Hornhautraspel

   b) Hornhauthobel

   c) Rasierklinge

   d) Bimsstein

   e) Hornhautfeile

6. Was ist die günstigste Tageszeit für den Schuhkauf?

   a) morgens

   b) mittags

   c) nachmittags

7. Was können Sie gegen kalte Füße tun?

   a) warme Wollsocken

   b) Wärmflasche

   c) Heizkissen

   d) Heizdecke

   e) Fußgymnastik

   f) heißes Fußbad

# 16 Diabetes in Alltagssituationen

## 16.1 Diabetiker auf Reisen

Menschen mit Diabetes können genauso reisen wie andere Menschen. Auch Reisen in extreme Klimazonen oder mit großen körperlichen Belastungen sind möglich, wenn der Betroffene sich mit seinem Diabetes auskennt, wenn er alles Notwendige bei sich hat und keine größeren Fehler macht. Auf Seite 167 ist zusammengestellt, was Sie auf Reisen mit sich führen sollten.

Die gefährlichsten Situationen sind die Entgleisung des Stoffwechsels in die Ketoazidose und die schwere Unterzuckerung. Durch ungewohnte Nahrung und veränderte körperliche Aktivität kann der Blutzucker nicht immer im Normalbereich gehalten werden. Durch die Selbstkontrolle, die Insulinanpassung und durch die Zufuhr von Traubenzucker können unerwünschte Abweichungen jedoch immer wieder korrigiert werden, so dass man Blutzuckerprobleme meist selbst bewältigen kann. Zu Ihrer eigenen Sicherheit, besonders wenn Sie allein reisen, ist es nützlich, Diabetikerausweise bei sich zu führen, die Notfallhinweise auch in der Landessprache enthalten. Ebenso empfiehlt es sich, eine vom Arzt unterschriebene Liste mit den von Ihnen benötigten Therapie-Utensilien mit sich zu führen, damit Sie bei Grenzkontrollen keine Schwierigkeiten bekommen. Gehen Sie keine unnötigen Risiken ein. Bei Reisen mit Partnern sollten Sie auch Ihr Glukagon mitnehmen, damit Ihnen im Notfall einer schweren Unterzuckerung von einem Menschen Ihres Vertrauens schnell geholfen werden kann.

### Ernährung

Es empfiehlt sich, den Kohlenhydratgehalt von Nahrungsmitteln und Gerichten in fernen Ländern vor einer Reise zu erkunden und entsprechende Tabellen mitzunehmen. Ansonsten muss man es vor Ort durch Selbstkontrollen austesten. Eine grobe Einordnung ist durch den Vergleich mit ähnlichen bekannten Nahrungsmitteln meist möglich. Wer sehr unsicher ist, kann mit Hilfe des Diabetes-Journals und des Deutschen Diabetiker Bundes andere Betroffene finden, die diese Länder schon bereist haben.

### Insulin

Das im Gebrauch befindliche Insulin wird wie sonst am Körper getragen (oder in Tasche, Rucksack), größere Mengen sollten sowohl vor starker Sonneneinstrahlung wie vor Frost geschützt werden (☞ S. 23). Sollte das Insulin tatsächlich in seiner Wirkung verändert sein, können Sie meist ein ähnliches Insulin im Land erwerben, mit dem Sie sich vorübergehend helfen können. Beachten Sie aber die Konzentration des Insulins! Führen Sie Insulin und Spritzen als Reserve mit. Normalerweise gibt es im Laderaum eines Düsenflugzeugs keine Minustemperaturen. Sicherheitshalber sollten Sie jedoch das Insulin und alles, was Sie sonst für die Diabetestherapie benötigen, im Handgepäck bei sich führen (Diebstahl, Koffer kommen abhanden).

### Flugreisen

Bei Interkontinentalreisen verändert sich die Tageslänge je nach Flugrichtung: Verlängerung bei Flügen in den Westen, Verkürzung in den Osten. Am einfachsten ist es, den basalen Insulinbedarf für verkürzte Tage oder Extra-Stunden mit kurzwirkendem Insulin abzudecken, damit kein „Insulinloch" entsteht. Spritzen Sie etwa alle 3–4 Stunden kurzwirkendes Insulin für den basalen Insulinbedarf (zu dem jeweiligen Mahlzeiteninsulin dazu). Etwaige Ausrutscher des Blutzuckers haben Sie spätestens am Zielort bald wieder im Griff. Stellen Sie sich bei der Ankunft mit der Therapie gleich auf die Ortszeit um.

### Besonderheiten im Urlaub

Ihr Insulinbedarf hängt wie zu Hause auch von Ernährung und Bewegung ab. Beachten Sie bitte, dass Sie bei längerfristigen sportlichen Aktivitäten (z. B. Skiurlaub, Bergwandern) evtl. alle Insulindosen drastisch reduzieren müssen (☞ S. 123), um unangenehme Unterzuckerungen zu vermeiden. Trotzdem müssen Sie dann oft noch mehr essen als sonst. Mit Hilfe der Selbstkontrolle lässt sich das gut abschätzen. Haben Sie einen körperlich anstrengenden Beruf und bewegen sich im Urlaub weniger, so erhöht sich der Insulinbedarf im Urlaub meist.

Große Hitze beschleunigt die Insulinwirkung im Körper, was zu unerwarteten Unterzuckerungen führen kann. Bedenken Sie auch die Gefahr schwerer Unterzuckerungen durch größere Mengen von Alkohol, seien Sie nicht leichtsinnig.

Probleme können auch durch Erkrankungen entstehen (☞ Kap. 8).
Bei Infektionen mit Erbrechen/Durchfall verfahren Sie bitte wie auf
den Seiten 94 und 95 beschrieben, ebenso bei einer Erhöhung der
Insulindosen aufgrund von Fieber.

## Was insulinspritzende Diabetiker bei Reisen ins Ausland mitnehmen sollten:

### Handgepäck

- ausreichenden Insulinvorrat,
- bei Pumpenbehandlung: alles notwendige Zubehör in ausreichender Menge,
- Pen mit Nadelvorrat bzw. ausreichend Spritzen,
- Blutzucker- und Azeton-Teststreifen,
- Blutzuckermessgerät, Reservebatterien,
- Stechhilfe mit Lanzetten,
- ausreichend Traubenzucker,
- Zwischenmahlzeiten, falls erforderlich,
- Diabetestagebuch,
- Glukagon,
- Diabetikerausweis in der Landessprache,
- vom Arzt unterschriebene Liste der Therapie-Utensilien.

### Hauptgepäck

- Spritzen oder Ersatz-Pen,
- evtl. Gel-Kühlelement oder Thermosflasche, um das Insulin während der Fahrt und am Urlaubsort vor extremen Temperaturen zu schützen,
- BE-Tabelle,
- bei Bedarf Süßstoff, Notpaket (Salzstangen, Zwieback, schwarzer Tee),
- zusätzlich: Medikamente, Verbandsmaterial (sterile Tupfer, farbloses Desinfektionsmittel, Pflaster).

**Bei Inlandsurlaub**

Nehmen Sie die Versicherungskarte Ihrer Krankenversicherung mit, evtl. auch ein Rezept für Insulin.

**Bei Auslandsurlaub**

Setzen Sie sich mit Ihrer Krankenkasse in Verbindung. In vielen Ländern müssen Arzt-, Arznei- und Krankenhauskosten selbst bezahlt werden. Der Rücktransport eines Kranken in die Bundesrepublik wird von den Kassen nicht bezahlt (Reisekrankenversicherung abschließen? Ist Reisekrankenversicherung und Rücktransport evtl. über den Kreditkarten-Service abgedeckt?). Beschaffen Sie sich sicherheitshalber vom Arzt eine Bescheinigung über Ihre Diabetesbehandlung.

# 16.2 Mit Diabetes im Krankenhaus

Wenn Sie einen Termin mit einem Krankenhaus vereinbaren, klären Sie bitte vorher mit dem zuständigen Arzt- und Pflegepersonal ab, wie Sie selbst Ihren Diabetes behandeln und welche Behandlung Sie im Krankenhaus wünschen. Wenn Sie dazu in der Lage sind, werden Sie wahrscheinlich selbst alles wie gewohnt weiterführen wollen (Selbstkontrollen, Injektionen). Wenn hierüber kein Einvernehmen zu erzielen ist, bitten Sie darum, einen für Diabetes zuständigen Arzt hinzuzuziehen und mit ihm die Behandlung abzuklären.

Vor geplanten Operationen mit kurzer Narkose kann oftmals das Verzögerungsinsulin (reduzierte Dosis?) gespritzt werden. Bei längerer Narkose wird in der Regel kurzwirkendes Insulin vom Arzt über eine Vene zugeführt. Besprechen Sie mit dem Narkosearzt und dem Internisten das Vorgehen und fragen Sie, wann Sie die Behandlung wieder selbst übernehmen können. Wenn Sie den Eindruck haben, dass man sich wenig für Ihre Diabetesbehandlung interessiert und Ihre Bedürfnisse als Diabetiker ignoriert, dann sind Sie vielleicht nicht in der richtigen Klinik. Bitten Sie dann um ein Gespräch mit dem leitenden Arzt.

Wenn sich bei Ihrem Aufenthalt zeigt, dass sich das Personal nicht an die Vorabsprachen hält, weisen Sie darauf hin und versuchen Sie, berechtigte Interessen durchzusetzen. Klare Forderungen können Ihnen manchen Ärger ersparen. Konflikte gibt es oft über die Diät. Machen Sie deutlich, dass Sie in der Lage sind, über Ihre Ernährung selbst zu entscheiden. Meist ist es leichter, wenn Sie Normalkost verlangen und davon auswählen.

Es ist wichtig, alles ins Krankenhaus mitzunehmen, was über Ihre gesundheitliche Situation als Diabetiker Auskunft gibt (z.B. Aufzeichnungen, Untersuchungsberichte, Gesundheits-Pass Diabetes, evtl. Röntgenaufnahmen) und was Sie zur Diabetesbehandlung brauchen. Dazu gehört auch der Traubenzucker in Griffweite Ihres Bettes.

Kommen Sie als „Notfallpatient" ins Krankenhaus, so können Sie meist vorher nichts planen und absprechen. Dann kann es in Bezug auf den Diabetes eher Probleme geben. Das Personal wird den Diabetes so in die Behandlung einbeziehen, wie es auf dieser Station üblich ist. Das entspricht vielleicht nicht ganz Ihren Vorstellungen. Andererseits lässt sich der Blutzucker mit Insulin auf unterschiedliche Weise steuern, und Sie wissen ja, dass einzelne erhöhte Werte keine große Bedeutung haben. Erst einmal wird es wichtig sein, die Erkrankung zu behandeln, wegen der Sie eingewiesen wurden. Regen Sie sich über solche Abweichungen in der Diabetestherapie nicht unnötig auf. Sagen Sie, was Sie anders möchten und bitten Sie bei Konflikten darum, einen für Diabetes zuständigen Arzt hinzuzuziehen.

Auch niedergelassene Fachärzte kennen sich manchmal mit Diabetes nicht gut aus, wenn es nicht zu ihrem Fachgebiet gehört. Wenn Sie Ihren Diabetes selbst gut behandeln können, informieren Sie den Facharzt darüber und lassen Sie sich nicht durch gut gemeinte Ratschläge für den Diabetes irritieren. Fragen Sie den Arzt, mit dem Sie sonst Ihre Diabetesprobleme besprechen.

## 16.3 Sozialrechtliche Aspekte des Diabetes

### Sonderrechte für Menschen mit Diabetes?

Ziel der Diabetestherapie heute ist es, jeden Betroffenen weitgehend selbstständig und unabhängig zu machen, seine Leistungsfähigkeit zu erhalten und zu erweitern und ihn so in die Berufswelt zu integrieren. Viele Menschen mit Diabetes erleben trotzdem Diskriminierungen aufgrund ihrer Erkrankung. Dies geschieht beispielsweise, wenn der Diabetes als alleinige Begründung für Einschränkungen bei Berufswahl oder Berufsausübung herangezogen wird.

Es gibt kein spezielles Gesetz für Menschen mit Diabetes. Aber viele Gesetze, wie zum Beispiel das Schwerbehindertengesetz im SGB IX, das die Eingliederung von Menschen mit chronischen Krankheiten oder Behinderungen zum Ziel hat, gelten auch für Menschen mit Diabetes. Doch ist es nicht in jedem Fall ratsam, einen entsprechenden Antrag zu stellen. Dies gilt besonders, wenn die Nachteile aus dem Schwerbehindertenstatus überwiegen (☞ S. 176).

Grundsätzlich ist es deshalb sinnvoll, über die eigenen Rechte Bescheid zu wissen, um gutes Recht durchzusetzen. In vielen Fällen erweisen sich Bestimmungen, die vom Gesetzgeber eigentlich als Schutz vor Benachteiligungen erlassen wurden, als ein zweischneidiges Schwert: Einerseits sollen Diabetiker durch zusätzliche Hilfen gleiche Chancen wie Nichtdiabetiker erhalten, andererseits erfahren sie dadurch evtl. Diskriminierungen oder werden im Berufsleben benachteiligt.

Das gilt vor allem im Zusammenhang mit Regelungen, die in der Zeit geschaffen wurden, in der alle Diabetiker wegen ihrer konventionellen Insulintherapie feste Zeiten und Mahlzeiten einhalten mussten. Viele Einschränkungen aus dieser Zeit erweisen sich heute als überholt.

Sozialrechtliche Regelungen beziehen sich vor allem auf die Berufstätigkeit von Diabetikern, speziell auf das Führen von Kraftfahrzeugen; Benachteiligungen beim Abschluss von Versicherungen sind ein weiterer Aspekt. Diese Themen können hier nur überblickartig dargestellt werden. Im konkreten Fall kann man einen Experten (Fachanwalt, Versichertenälteste oder Sozialexperten des Deutschen Diabetiker Bundes) um Rat bitten.

## Diabetes und Beruf

Menschen mit Diabetes können dank moderner Therapiekonzepte nahezu alle Berufe und Tätigkeiten ausüben, zu denen sie nach Neigung, Begabung, praktischen Fähigkeiten und Ausbildung geeignet sind, sofern keine anderen schwerwiegenden Folge- oder Begleiterkrankungen vorliegen. Die früher übliche Warnung vor bestimmten Berufen (z. B. Koch, Konditor) oder die Empfehlung einiger weniger Berufe als besonders „diabetikergeeignet" sind überholt und erweisen sich heute als grundlose Bevormundungen. Wer sich als Diabetiker ungerechtfertigten Benachteiligungen ausgesetzt sieht, sollte sich nicht scheuen, sich auch juristisch dagegen zu wehren. Berufe, deren Ausübung für Diabetiker in Deutschland nicht zugelassen ist, unterliegen in anderen Ländern z. T. keinen Beschränkungen. Jeder Diabetiker, der sich in seiner Berufsausübung zu Unrecht benachteiligt fühlt, sollte alle Rechtsmittel einsetzen, um eine faire Behandlung seines Einzelfalls zu erreichen.

In den von der Deutschen Diabetes-Gesellschaft veröffentlichten „Empfehlungen zur Beurteilung beruflicher Möglichkeiten für Personen mit Diabetes vom Juni 2004" wird ausdrücklich eine individuelle, an den Neigungen und Begabungen orientierte Berufsberatung betont. Die frühere „defizitorientierte Beratung" wird abgelöst durch eine „ressourcenorientierte" (d. h. an den persönlichen Stärken orientierte), stets individuelle Beratung. Sie muss allerdings Rechtsnormen und Vorschriften, wie z. B. berufsgenossenschaftliche Grundsätze, berücksichtigen. Auch ist es ein Unterschied, ob eine Person mit Diabetes als Berufsanfänger einen Beruf erlernen möchte oder mit vielen Jahren Berufserfahrung plötzlich Diabetes bekommt und sich nun die Frage stellt, ob er seinen Beruf weiterhin ausüben kann. Grundsätzlich ist es sinnvoll, wenn der Betroffene mit seinen Beratern (Diabetologe, Betriebsarzt) eine „Gefährdungsanalyse" der beruflichen Tätigkeit in Zusammenhang mit der Erkrankung vornimmt:

- Welche krankheitsspezifischen Risiken gibt es (z. B. Selbst- und Fremdgefährdung bei plötzlichen oder schweren Unterzuckerungen, Überzuckerungen, Probleme durch Folgeerkrankungen)?

- Welche tätigkeitsspezifischen Risiken sind abzuwägen (z. B. nicht vorausplanbarer Tagesablauf, Arbeiten in großer Hitze, Kälte, im Überdruck; Schutzkleidung, die Selbstkontrolle oder Traubenzuckereinnahme erschwert)?

- Welche individuellen Kompensationsmöglickeiten hat der Betroffene (z. B. Verbesserung der Hypowahrnehmung durch ein spezielles Training, sorgfältige Stoffwechselkontrolle, Vermeidung von Stoffwechselentgleisung durch Schulung, Therapieumstellung)?

Grundsätzlich sind all jene Berufe für Diabetiker problematisch, bei denen ein erhöhtes Unfallrisiko mit einem entgleisten Diabetes oder einem erhöhten Risiko für schwere Unterzuckerungen oder durch Folgeerkrankungen zusammentrifft und dadurch eine Gefährdung der eigenen Person oder anderer Menschen möglich ist:

- Arbeiten mit Absturzgefahr,

- berufliche Personenbeförderung oder Transport gefährlicher Güter,

- verantwortliche Überwachungsfunktionen,

- Waffengebrauch,

- Arbeiten im Überdruck.

Zur Einschätzung der Situation und zur Beurteilung der beruflichen Möglichkeiten ist eine enge Zusammenarbeit zwischen dem Diabetiker und dem Behandlungsteam sowie dem Betriebsarzt unerlässlich. In vielen Fällen kann eine Optimierung der Diabeteseinstellung, die Teilnahme an einer Schulung oder ein Unterzuckerungswahrnehmungstraining die Ausgangssituation deutlich verbessern.

Aufgrund landesrechtlicher Bestimmungen werden Diabetiker in der Regel nicht zur Ausbildung im Polizeidienst zugelassen. Erkrankt ein Polizist mit Berufserfahrung an Diabetes, kann er den Beruf in vielen Fällen unter bestimmten Voraussetzungen weiter ausüben.

Das Gleiche gilt auf Bundesebene für den Wehr- und Zivildienst: Bewerber oder Wehrpflichtige werden aufgrund des Diabetes ausgemustert.

Für den öffentlichen Dienst, speziell die Verbeamtung, liegen Richtlinien des Bundesinnenministers vor, nach denen alle Diabetiker eingestellt werden können, deren Stoffwechselstörung auf Dauer gut einstellbar ist. Dies muss durch ein fachärztliches Gutachten belegt werden, wobei die Beurteilung der Qualität der Stoffwechselführung individuell erfolgen soll.

An Berufskraftfahrer werden hohe gesundheitliche Anforderungen hinsichtlich der körperlichen Leistungsfähigkeit, des Reaktionsvermögens und der Belastbarkeit gestellt. Das gilt natürlich auch für Kraftfahrer mit Diabetes mellitus. Entscheidende Voraussetzung für die Fahrtauglichkeit ist eine optimale Stoffwechseleinstellung ohne schwere Unterzuckerungen, der sichere Umgang mit der Therapie und regelmäßige ärztliche Untersuchungen.

Schicht- und Akkordarbeit ist auch Diabetikern, besonders bei BBT, möglich. Die BBT erlaubt es ihnen, je nach Arbeitsbelastung und zeitlichen Rhythmen Insulindosen und Ernährung zu verändern. Schichtarbeit ist allerdings nur dann ohne Verschlechterung der Stoffwechsellage möglich – besonders bei häufig wechselnden Schichten –, wenn der Betroffene gut geschult und in der Lage ist, seine Insulintherapie den Schichtbedingungen anzupassen.

Bedauerlicherweise gibt es immer noch Berufsbereiche, die Diabetiker traditionell grundsätzlich nicht einstellen oder weiterbeschäftigen, z. B. die Seeschifffahrt (Matrosen, Ingenieure) oder Luftfahrtunternehmen, die Stewardessen mit Diabetes für nicht geeignet halten.

Bei Bewerbungen müssen Diabetiker nicht von sich aus auf den Diabetes hinweisen und die Frage danach nicht wahrheitsgemäß beantworten, wenn sie davon ausgehen können, dass der Diabetes ihre Leistungsfähigkeit an diesem Arbeitsplatz nicht beeinträchtigt. Bei der arbeitsmedizinischen Untersuchung sollte ein Diabetiker seine Erkrankung angeben, da so seine Situation am Arbeitsplatz besser eingeschätzt werden kann. Dem Arbeitgeber gegenüber besteht für den Betriebsarzt Schweigepflicht bezüglich der Diagnose.

Wenn Sie sich unklar sind, wie der Beruf mit einer guten Diabetestherapie in Einklang zu bringen ist, besprechen Sie mit dem Diabetesteam die Besonderheiten Ihres Arbeitsplatzes, die Abläufe und Risikosituationen. Klären Sie, ob die Möglichkeit besteht, am Arbeitsplatz bei Bedarf den Blutzucker zu messen und Insulin zu spritzen. Auch wenn es die BBT erlaubt, die Therapie auf die Arbeitssituation abzustimmen, passen Arbeitsbedingungen und Diabetes selten perfekt zusammen. Aber Sie sollten die Möglichkeit haben, auch während der Arbeit eine gute Therapie beizubehalten.

Falls Sie nicht sicher sind, ob Sie Unterzuckerungen immer rechtzeitig bemerken und behandeln können, überlegen Sie, welche Risiken daraus für Sie selbst und andere entstehen können, und treffen Sie Vorsorge, um Unterzuckerungen zu vermeiden. Informieren Sie Kollegen über die Erste Hilfe in einem Notfall und prüfen Sie, ob es möglich ist, dass ein Mensch Ihres Vertrauens Ihnen Glukagon spritzen kann.

## Feststellung einer Behinderung

Diabetiker können bei ihrem zuständigen Versorgungsamt die Anerkennung als Behinderter im Sinne des Schwerbehindertenrechts (SGB IX) beantragen. Dieses Gesetz drückt die Auswirkungen einer Behinderung in „Grad der Behinderung" (GdB) aus, und zwar in Zehnergraden von 10–100.

„Schwerbehindert" ist ein Diabetiker, wenn der GdB mindestens 50 beträgt. In Tabelle 16 haben wir nur die Zuerkennung bei Insulinbehandlung des Diabetes berücksichtigt.

| Diabetes mellitus | GdB |
|---|---|
| Typ-2-Diabetes durch Diät und orale Antidiabetika und ergänzende oder alleinige Insulinbehandlung ausreichend einstellbar | 30 |
| Typ-1-Diabetes durch Diät und alleinige Insulinbehandlung:<br>• gut einstellbar<br>• schwer einstellbar (häufig bei Kindern), auch gelegentliche ausgeprägte Hypoglykämien | 40<br><br>50 |
| Häufige ausgeprägte Hypoglykämien sowie Organkomplikationen sind ihren Auswirkungen entsprechend zusätzlich zu bewerten | |

Tab. 16: Zuerkennung des Grades der Behinderung bei Diabetes mellitus

175

Liegen mehrere Behinderungen vor, z. B. aufgrund von Folgeerkrankungen oder durch zusätzlich zum Diabetes bestehende Erkrankungen, wird der GdB durch die Beurteilung der Auswirkungen in ihrer Gesamtheit festgelegt.

Die Deutsche Diabetes-Gesellschaft fordert, die Bewertung des GdB vom Therapieaufwand abhängig zu machen, damit nicht eine schlechte Stoffwechsellage aufgrund unzureichender Therapie mit einem höheren GdB „belohnt" wird. Erste Gerichtsentscheidungen dazu liegen vor, jedoch sind sie noch nicht die Regel.

Je nach dem Grad der festgestellten Behinderung gibt es die Möglichkeit, so genannte „Nachteilsausgleiche" in Anspruch zu nehmen, sowohl im steuerlichen als auch im sozial- und arbeitsrechtlichen Bereich. In besonderen Fällen (z. B. bei schwerer Gehbehinderung, Erblindung oder Hilfsbedürftigkeit) kann das Integrationsamt auch so genannte „Merkzeichen" vergeben. Sie ermöglichen es dem Ausweisinhaber, besondere Nachteilsausgleiche zu beantragen, z. B. KFZ-Steuerermäßigung, Freifahrt im öffentlichen Personennahverkehr, Parkerleichterung.

Schwerbehinderte im Berufsleben haben z. B. einen besonderen Kündigungsschutz und erhalten Zusatzurlaub von einer Arbeitswoche, sie können sich von Mehrarbeit freistellen lassen und im Rahmen der Arbeitsplatzsicherung begleitende Hilfen in Anspruch nehmen. Ein Diabetiker mit einem GdB von 30 kann beim Arbeitsamt die „Gleichstellung" mit einem Schwerbehinderten beantragen, wenn er ohne die Gleichstellung einen Arbeitsplatz nicht behalten oder nicht bekommen kann. Er bekommt aber keinen Zusatzurlaub.

Weil die Zahl der arbeitslosen Schwerbehinderten trotz der Hilfen durch das Schwerbehindertenrecht eher zunimmt, sollten insbesondere junge Menschen sorgfältig das Für und Wider des Schwerbehindertenstatus abwägen, da es sich um eine Entscheidung mit längerfristigen Konsequenzen handelt. Zwar verpflichtet das Gesetz alle Arbeitgeber ab einer Beschäftigtenzahl von 20, mindestens 5 % der Arbeitsplätze mit Schwerbehinderten zu besetzen. Manche Arbeitgeber bezahlen jedoch lieber eine monatliche Ausgleichsabgabe, als schwerbehinderte Mitarbeiter einzustellen. Zudem hat der Arbeitgeber das Recht, den Stellenbewerber nach dem Schwerbehindertenstatus zu fragen. Der Schwerbehinderte muss diese Frage nach derzeitiger Rechtslage wahrheitsgemäß beantworten. Sinnvoll ist es, sich vor der Antragstellung z. B. bei der Schwerbehindertenvertretung des Betriebes und bei der Integrationsbehörde zu informieren.

Eine Rückgabe des Ausweises oder ein Verzicht auf den Schwerbehindertenstatus ist schwierig, aber nicht unmöglich. Wenn sich der

Schwerbehindertenstatus als Einstellungshindernis erweist, besteht die Möglichkeit, einen Neufeststellungsantrag auf einen GdB unter 30 zu stellen. Lassen Sie sich vom Versorgungsamt beraten!

Im Rahmen der Einkommensteuergesetzgebung können Steuerfreibeträge geltend gemacht werden, deren Höhe mit dem GdB ansteigt. Bei einem GdB von mindestens 50 wird in jedem Fall ein Pauschbetrag gewährt, bei einem GdB unter 50 nur dann, wenn die Behinderung die Beweglichkeit erkennbar beeinträchtigt, durch Berufskrankheit hervorgerufen wird oder zum Bezug einer Rente berechtigt. Dies ist bei Diabetes in der Regel nicht der Fall. Kommen zu einem GdB von mindestens 25 das Ausweismerkmal Bl (blind) oder H (hilflos) hinzu, so erhöht sich der Pauschbetrag deutlich. Eltern können den Steuerfreibetrag ihres diabetischen Kindes (das grundsätzlich als „hilflos" eingestuft wird) auf sich übertragen lassen. Die jeweils geltenden Freibeträge erfahren Sie beim Finanzamt.

Laut SGB IX können behinderten Arbeitnehmern „begleitende Hilfen" in Form von Beratung, aber auch durch Geldleistungen (z. B. für technische Hilfen und Fortbildungsmaßnahmen) gewährt werden. Dazu gehören auch Ausbildungskosten- und Gehaltszuschüsse für die Arbeitgeber sowie Kostenübernahme für die behindertengerechte Ausstattung der Arbeitsplätze. Da sich die Arbeitgeber nicht immer die Mühe machen, sich nach möglichen Zuschusszahlungen zu erkundigen, sollte dies der Diabetiker selbst tun (Vertrauensleute für Schwerbehinderte einbeziehen).

Unabhängig von den Maßnahmen aufgrund des SGB IX haben Diabetiker die Möglichkeit, über das Bundessozialhilfegesetz (BSHG) Hilfen, z. B. zu einer angemessenen Schulausbildung oder zur Sicherung der Eingliederung in das Arbeitsleben, zu beantragen. In Ausnahmefällen, wenn die Arbeitsfähigkeit des Diabetikers trotz aller Hilfsmaßnahmen nicht erhalten werden kann, kann eine vorzeitige Berentung eingeleitet werden.

## Versicherungen

In der gesetzlichen Krankenversicherung haben Diabetiker bei gleichen Beiträgen die gleichen Leistungsansprüche wie andere Versicherte.

Lebens-, Sterbe- und private Krankenversicherungen verlangen von Diabetikern dagegen bei Abschluss des Vertrages in der Regel Risikozuschläge oder sie lehnen die Versicherung ganz ab. Durch gesetzliche Neuregelungen der letzten Jahre müssen viele Arbeitnehmer ihr Berufsunfähigkeitsrisiko selbst absichern. Leider sperren sich viele Versicherungsunternehmen dagegen, Diabetiker zu annehmbaren Konditionen zu versichern. Oft ist eine direkte Anfrage beim Versicherungsunternehmen nicht ratsam, weil der Versicherungsnehmer dann persönliche Daten angeben muss. Günstiger ist es, eine anonymisierte Anfrage über einen Versicherungsmakler durchzuführen, der die Angebote verschiedener Versicherungen einholt.

Bitte vergleichen Sie die Angebote und erkundigen Sie sich bei Verbraucherzentralen oder beim Deutschen Diabetiker-Bund nach günstigen Möglichkeiten.

## Führerschein

Mehrere Untersuchungen aus den letzten Jahren belegen, dass diabetische Autofahrer nicht mehr Verkehrsunfälle verursachen als Nichtdiabetiker. Andererseits entstehen Unfälle mit Diabetikern häufig in Zusammenhang mit Untersuchungen. Es hat demnach den Anschein, dass es nur deswegen nicht häufiger zu Unfällen durch Diabetiker kommt, weil es unter ihnen mehr vorsichtige Fahrer gibt, die den Leichtsinn anderer Fahrer aufwiegen. Diabetiker sollten als Autofahrer unbedingt Unterzuckerungen verhindern, wenn sie nicht sich und andere Menschen gefährden wollen (☞ Regeln für autofahrende Diabetiker, S. 179).

Diabetikern kann von den Verkehrsbehörden zur Auflage gemacht werden, sich in regelmäßigen Abständen in Bezug auf den gesundheitlichen Allgemeinzustand und auf diabetische Folgeerkrankungen untersuchen zu lassen, die die Fahrtauglichkeit behindern können (insbesondere Einschränkungen des Sehvermögens) und die Befunde vorzulegen.

Die Fahrerlaubnisverordnung ermöglicht beim Antrag auf einen Führerschein den Behörden die (rechtlich umstrittene) Regelanfrage nach einer Erkrankung, z. B. dem Vorliegen eines Diabetes mellitus. Meist wird dann ein Gutachten verlangt, das über die Fahrtauglichkeit Auskunft gibt.

Da die Verwaltung der Führerscheinangelegenheiten den Kommunen übertragen wurde, wird in vielen Antragsformularen die Frage nach Vorliegen eines Diabetes auf unterschiedliche Weise gestellt. So kommt es dazu, dass in einigen Kommunen nicht nach dem Diabetes gefragt wird, in anderen ist die Beantwortung der gesundheitsbezogenen Fragen freiwillig. Wird die Frage nach Diabetes (ohne Hinweis auf Freiwilligkeit) gestellt, sollte man wahrheitsgemäß antworten oder explizit kenntlich machen, dass man die Frage nicht beantworten will.

Voraussetzung für die Erteilung oder Verlängerung der Fahrerlaubnis für LKW oder Fahrgastbeförderung ist eine verkehrsmedizinische Untersuchung, in der die Fahreignung festgestellt wird. Konkret bedeutet dies, dass folgende Voraussetzungen erfüllt sein müssen:

- stabile, gute Diabeteseinstellung ohne schwere Unterzuckerungen,
- gute, sichere Erkennung und konsequente Behandlung von Unterzuckerungen,
- kein Dauereinsatz,
- regelmäßige Kontrolluntersuchungen.

Für die Fahrerlaubnisbehörde gelten diese Faktoren im Amtsdeutsch als Ausnahme. Grundsätzlich wird zunächst davon ausgegangen, dass bei Insulinbehandlung keine Fahreignung besteht!

Die ärztliche Untersuchung und Begutachtung soll in der Regel durch einen Verkehrsmediziner, einen Amtsarzt oder Arbeitsmediziner erfolgen. Wer seinen Führerschein vor dem 31.12.1998 erworben hat, darf im Rahmen der Besitzstandswahrung weiterhin Fahrzeuge der alten Führerscheinklasse III führen. Alle anderen Kraftfahrzeuge (PKW, Motorräder) dürfen Diabetiker führen, wenn sie die geforderten Auflagen erfüllen und wenn bei ihnen davon auszugehen ist, dass sie auftretende Unterzuckerungen bemerken und erfolgreich behandeln können.

**Regeln für autofahrende Diabetiker**

- Tun Sie alles dafür, nie am Steuer zu unterzuckern. Ein Unfall aufgrund einer Unterzuckerung schadet Ihnen, anderen Menschen und allen Diabetikern.
- Vorsicht mit Autofahrten in den ersten Wochen nach der Diabetesfeststellung oder nach Stoffwechselneueinstellungen (Sehstörungen)!
- Vor der Fahrt Blutzucker testen: Unterzuckerungen mit Traubenzucker beseitigen und warten, bis wieder die volle Konzentrationsfähigkeit vorhanden ist; sicherheitshalber noch 1–2 BE essen, wenn der Blutzucker zu niedrig ist (150 mg/dl sind gut).
- Bei den geringsten Anzeichen einer Unterzuckerung die Fahrt unterbrechen, Zündschlüssel abziehen, ausreichend Traubenzucker essen und die sichere Überwindung des Zustands abwarten (30 Minuten Pause, bis die volle Konzentrationsfähigkeit wieder erreicht ist; Blutzuckerselbstkontrolle).

- Im Auto immer ausreichende Mengen von Traubenzucker bereithalten.

- Brot, Obst oder Kekse mitnehmen. Essen Sie sicherheitshalber etwas zwischendurch, wenn Sie nicht sicher sind, dass der Blutzucker über 120 mg/dl liegt.

- Sicher sind Sie nur mit 0 Promille. Vorsicht am Morgen nach einer Feier mit Alkoholgenuss! Unterzuckerungsgefahr!

- Mindestens einmal pro Jahr die Sehkraft überprüfen lassen.

- Es gelten die Ratschläge für vernünftiges Verhalten im Straßenverkehr wie bei Nichtdiabetikern: Defensiv fahren! Übermüdung vermeiden!

## 16.4 Selbsthilfegruppen

Viele Fragen zu Alltagsproblemen bei Diabetes lassen sich im Gespräch mit anderen Diabetikern klären. Sie finden auch Ansprechpartner im Deutschen Diabetiker Bund, der größten Selbsthilfeorganisation für Diabetiker, die in allen Bundesländern und vielen Landesbezirken Selbsthilfegruppen unterhält. Von dort werden Veranstaltungen und öffentlichkeitswirksame Aktionen durchgeführt, die die Gruppen in eigenen Veranstaltungskalendern ankündigen. Die Anschriften der DDB-Landesverbände finden Sie im Anhang.

Der DDB ist als gemeinnützig und als besonders förderungswürdig anerkannt. Er verfolgt den Zweck, die Gesundheit und soziale Rehabilitation von Diabetikern und Diabetikerinnen durch vielfältige Maßnahmen zu fördern, wobei er eine Zusammenarbeit mit Ärzten, Krankenkassen und Behörden anstrebt. Die Mitgliedschaft kostet 30 € im Jahr, einzelne Landesverbände haben davon abweichende Beiträge.

Mit Hilfe des Diabetikerbundes versuchen Diabetiker gemeinsam, berechtigte Interessen in die Öffentlichkeit zu bringen und politisch durchzusetzen. Bei vielen gesundheitspolitischen Entscheidungen wird die Stimme des DDB gehört und beachtet. Bei Problemen, auch im sozialrechtlichen Bereich, können Sie im DDB Rat und Unterstützung finden.

# 17 Gesund leben

Menschen mit chronischen Erkrankungen wird oft empfohlen, gesund zu leben, um ihre erhöhten Risiken durch die Erkrankung zu verringern. Diese Anregungen haben meist nicht direkt etwas mit der Erkrankung zu tun, auch wenn es manchmal so dargestellt wird. Aber andererseits: Wenn die Gesundheit schon beeinträchtigt ist, erscheint es nahe liegend, auch allgemein mehr im Sinne eines gesunden Lebens zu tun. Viele Betroffene nehmen die Erkrankung zum Anlass, ihre Lebensweise zu überprüfen: auf eine gesunde Umwelt zu achten, ihre Zeit bewusster zu nutzen, sich gesünder zu ernähren, (mehr) Sport zu treiben, Stress und Belastungen zu reduzieren, Kontakte zu anderen Menschen zu verbessern. Wer auf diese Weise sein Leben nach eigenen Interessen bewusst umgestaltet, pflegt seine Gesundheit und fühlt sich langfristig wohler und zufriedener.

## Anregungen von außen

Wir werden aus vielen Richtungen immer wieder zu einem gesünderen Leben ermahnt, geradezu gedrängt. Unser System der Krankenversicherung wird immer unbezahlbarer, die ökologische Bewegung rät zu einem schonenden Umgang mit der Umwelt und mit sich selbst, und schließlich verdienen viele Unternehmen durch Angebote zu einem gesünderen Leben ihr Geld. Leider verfehlen diese Versuche von außen meist ihr Ziel. Menschen wollen sich nicht hineinreden lassen, sie wollen selbst entscheiden. So ist es kaum verwunderlich, dass trotz aller Beeinflussungsversuche zu einer gesünderen Ernährung die Anzahl der Übergewichtigen in vielen Industrieländern immer weiter zunimmt. Das Leben gesünder zu führen, setzt eine eigene Entscheidung voraus, anders zu handeln als vorher.

Bernhard Geue hat in seinem Buch „Therapieziel Gesundheit" (Springer-Verlag, 1991) viel Wissenswertes zu den Grundproblemen eines gesünderen Lebens zusammengetragen. Gesundheitsförderung werde, so sagt er, normalerweise nur unter dem Aspekt der Vermeidung von Krankheit gesehen und nicht als aktive Lebensgestaltung eines Menschen, der seine Gesundheitsrisiken und persönlichen Schwachstellen kennt und in sein Handeln einbezieht. Krankheit ist ein notwendiger Bestandteil menschlichen Lebens und wird es immer bleiben. Daher sei die viel zitierte Definition für Gesundheit der Weltgesundheitsorganisation als „Zustand vollkommenen körperlichen, psychischen und sozialen Wohlbefindens" utopisch und als Zielsetzung für den einzelnen Menschen unbrauchbar. Ein realistisches Ziel für jeden könne es dagegen sein, eine „bedingte Gesundheit" zu erreichen.

## Gesundheit im Konflikt mit anderen Lebenszielen

Es heißt oft, dass jeder Mensch gesund leben wolle. Andere sagen, dass vielen Menschen die Gesundheit gleichgültig sei oder dass sie die Gesundheit erst dann ernst nähmen, wenn sie erkrankten. Belege gibt es für beide Auffassungen. Gesund zu leben, kann durchaus in Widerspruch treten mit anderen Lebenszielen, die normalerweise eher als ungesund eingestuft werden. Sie sind aber im Zusammenhang des Lebens wichtig und entfalten eine positive Wirkung: ein gewisses Maß an Belastungen und Stress; sich zeitweilig körperlich auf Hochtouren zu bringen; Abenteuer und Risiken zu erleben, z. B. auf Fernreisen. Schließlich ist der Genuss im Leben etwas unverzichtbar Positives, auch wenn das Konfekt oder Gläschen Sekt manchen Gesundheitsapostel schon zum Stirnrunzeln bringen.

Wie ein gesünderes Leben aussieht, ist in den Grundzügen vielen Menschen klar, in den Einzelheiten aber durchaus strittig. Die Wissenschaften liefern ständig neue Erkenntnisse darüber, was die Gesundheit fördert. Oft erfahren wir nach einer Zeit, in der wir etwas vermeintlich Gutes für die Gesundheit getan (oder Schlechtes unterlassen haben), dass unser Bemühen nach neueren Erkenntnissen nicht nützlich oder sogar schädlich war (z. B. das Fett, das man früher auf Brandwunden zur Soforthilfe auftrug). Verschiedene Glaubensrichtungen und Denksysteme betonen ihre besonderen Werte für ein gesundes Leben. Auch wenn wir es also nie ganz genau wissen können – was wissen wir schon ganz genau? –, verzichten wir in der Regel nicht darauf, unser Leben auch im Hinblick auf unsere Gesundheit zu gestalten.

## Gesundheit mit Augenmaß

Sein Leben an alle Gesundheitsempfehlungen anzupassen, ist praktisch gar nicht möglich, weil sich einige davon widersprechen. Man würde dabei vor lauter Selbstkontrolle die aktive Gestaltung des eigenen Lebens aus den Augen verlieren. Wer z. B. ein bestimmtes Niveau an Vorsorgemaßnahmen im Sinne der Gesundheit überschreitet, erhöht vielleicht sogar sein Gesundheitsrisiko, wird ängstlich und unzufrieden. Sich ständig zu kontrollieren, führt zu sozialer Ausgrenzung, was als solches schon „ungesund" wäre. Menschen sind zudem sehr verschieden, so dass ein sinnvoller Schritt eines Menschen in Richtung auf seine Gesundheit keineswegs auch für alle anderen sinnvoll sein muss. Sein Leben zu führen, bedeutet schließlich immer, bestimmte Risiken einzugehen, auch für die Gesundheit.

So kann gesundes Leben für den einzelnen Menschen eigentlich nur heißen, sich über gesundheitsförderliche Lebensformen zu informieren und die Dinge für sich auszuwählen und zu berücksichtigen, die er selbst im Sinne der eigenen Gesundheit für wichtig hält. Über Grundlinien einer gesunden Lebensführung besteht weitgehende Übereinstimmung. So hört man selten die Meinung, dass Überernährung oder das Rauchen die Gesundheit fördern könnten. Wir können oft „instinktiv" unterscheiden, was für unsere eigene Gesundheit besser wäre. Das betrifft vor allem seelische Bereiche: leistungsfähig zu sein, ohne im Dauerstress zu leben, sich entspannen und etwas genießen zu können, die Freizeit zur Erholung zu nutzen und immer wieder zur Zufriedenheit zurückzufinden. Oft hört man auch, dass jegliche Übertreibung oder einseitige Lebensweise die Gesundheit eher schädigen als ein „gesundes" Mittelmaß (Fernsehen, Genussmittel, Autofahren, Sport).

## Selbst für die Gesundheit aktiv werden

Wie bei fast allen allgemeinen Regeln muss schließlich der Einzelne selbst entscheiden, was er will und was ihm zuträglich ist. Letztlich verbleibt dann für den Unterschied zwischen einem gesunden und weniger gesunden Leben nur, inwieweit der Einzelne sein Leben im Sinne seiner Gesundheit bewusst plant und führt, um leistungsfähig zu bleiben und sein Leben lange genießen zu können. Man kann davon ausgehen, dass dies in den meisten Fällen dem Menschen gut tut und auch tatsächlich seine Gesundheit fördert.

So ist es nur konsequent, wenn wir Ihnen hier keine speziellen Ratschläge zu einem gesünderen Leben erteilen wollen. Diese Buchseiten können wir Ihnen getrost ersparen, denn Sie finden selbst heraus, was für Sie gut ist. Informationen gibt es dazu zur Genüge. Im Rahmen der gesunden Ernährung haben wir unsere Grundlinien genannt. Es ist auch unstrittig, dass es die Gesundheit fördert, körperlich aktiv zu sein. Aber wie viel das im Einzelfall ist, sollten Sie nach Ihren Wünschen und Möglichkeiten entscheiden.

Eines wäre im Zusammenhang mit dem Diabetes besonders wichtig: vor lauter Diabetes nicht das Leben mit seinen Abenteuern, Herausforderungen und Genüssen aus den Augen zu verlieren und auch mit dem Diabetes gelassen zu bleiben und sich entspannen zu können.

# 18 Wissenschaft und Gesundheitspolitik

Die folgenden Informationen haben nicht unmittelbar mit der Diabetestherapie zu tun, beeinflussen aber die Situation der Diabetesversorgung für alle Betroffenen. Wir geben Ihnen eine kurze Einführung in zentrale wissenschaftliche und gesundheitspolitische Fragen, die in Diskussionen über die Diabetestherapie eine wichtige Rolle spielen. Wenn Sie an diesen Themen interessiert sind, können Ihnen diese Informationen helfen, sich zu diesen Fragen selbst ein besseres Urteil zu bilden.

## 18.1 Diabetestherapie

Von einer modernen Diabetesbehandlung wird gefordert, dass sie wissenschaftlich begründet ist. Als Begründungen werden in der Fachdiskussion anerkannt:

- Ergebnisse wissenschaftlicher Studien,

- auf klinischen Erfahrungen beruhende Empfehlungen anerkannter Experten,

- wissenschaftlich begründete Überlegungen zur Funktionsweise des Körpers und zur Wirkung von Medikamenten.

Die Ergebnisse wissenschaftlicher Therapiestudien spielen heute für die Bewertung einer Behandlung die Hauptrolle. Solche Studien liegen aber nicht für jede Fragestellung vor. Beziehen sich Behandlungsempfehlungen ausschließlich auf die Ergebnisse anerkannter wissenschaftlicher Therapiestudien, spricht man von „Evidence-Based Medicine" („Erkenntnis-basierte Medizin").

Wenn Sie sich genauer mit der Behandlung des Diabetes beschäftigen, werden Sie bemerken, dass zu manchen Themen von Experten verschiedene oder sogar widersprüchliche Antworten gegeben werden. Wie ist dies möglich?

- Das Wissen verändert sich mit zunehmenden Erkenntnissen, die von Experten unterschiedlich aufgenommen und genutzt werden.

- Zu jedem Thema liegen viele Befunde vor, die vom Experten erst gewichtet und bewertet werden müssen. Dies kann zu unterschiedlichen Ergebnissen führen.

- Es liegen zum Thema wenige gesicherte Erkenntnisse vor, so dass der Experte nur auf eigene Erfahrungen zurückgreifen kann. Besonders in diesem Fall entstehen in verschiedenen Zentren oft unterschiedliche Lehrmeinungen.

Es gibt zu wichtigen Themen des Diabetes kontroverse Auffassungen, über die auf Kongressen heftig diskutiert wird. Eine Lösung dieser Streitfragen ist oft schwierig und langwierig, da klärende Studien sich lange hinziehen, teuer sind und oft neue Fragen aufwerfen. Aus ethischen Gründen sind viele Studien nicht durchführbar. Diese Situation wird dadurch noch viel komplizierter, dass viele Verbände eigene Interessen in die Diskussion einbringen, z. B. die Pharmaindustrie, die Krankenkassen, die Berufsverbände und schließlich auch die Betroffenen. Wenn Sie also keine klaren Antworten bekommen, so liegt das oft einfach daran, dass die Dinge ziemlich verzwickt sind.

Stoßen Sie im Gespräch mit Ärzten oder Mitarbeitern von Diabetesteams auf Empfehlungen, die Sie einmal ganz anders gelernt haben oder die Sie widersprüchlich finden: Fragen Sie nach. Sie erfahren dann genauere Hintergründe und können selbst entscheiden, was für Sie plausibel ist. Das folgende Beispiel soll Ihnen einen Einblick in diese Komplexität geben.

**Die Bedeutung postprandialer Blutzuckerwerte (Werte nach dem Essen):**

Es ist bisher gesichert, dass jede Diabetesbehandlung, die den HbA1c-Wert senkt, auch das Risiko für diabetische Folgeerkrankungen senkt. Eindeutig gilt dies für die Veränderungen an den Nieren, Augen und Nerven; für Veränderungen an den großen Gefäßen (Schlaganfälle, Herzinfarkte) ist es weniger gesichert. Da sich aber das Risiko für Folgeerkrankungen durch den HbA1c-Wert nicht vollständig vorhersagen lässt, sucht man immer wieder nach anderen Größen, die die Vorhersage verbessern.

In letzter Zeit wurde besonders der postprandiale Blutzuckerwert (pp-Wert) als möglicher Verursachungsfaktor für Folgeerkrankungen betrachtet und mit vielen Studien untersucht. Besonders die Pharmaindustrie hat ein starkes Interesse an der Klärung dieser Frage, da sie mehrere Medikamente anbietet, die die postprandialen Werte absenken.

Es ist jedoch extrem schwierig, Studien zu finden, die eine eindeutige Entscheidung über die Bedeutung postprandialer Werte erlauben. Einige Grundprobleme:

1. Alle bisherigen Studien wurden mit Personen durchgeführt, die ein erhöhtes Risiko für das Entstehen eines Typ-2-Diabetes hatten. Eine Übertragung der Studienergebnisse auf Typ-1-Diabetiker ist nicht ohne weiteres möglich.

2. Es liegen bisher kaum Studien vor, in denen die Studienteilnehmer nur erhöhte pp-Werte hatten, sich aber in den übrigen körperlichen Maßen (Blutdruck, Blutfette, Diabetesrisiko) nicht von Kontrollpersonen unterschieden. (Es werden nur Vergleiche mit Kontrollpersonen wissenschaftlich akzeptiert.) Es ist dann schwer entscheidbar, welches Gewicht den pp-Werten neben anderen gleichzeitig bestehenden körperlichen Auffälligkeiten zukommt.

3. Selbst wenn über die Bedeutung der pp-Werte als Risikofaktor Einigkeit bestünde, kann daraus noch nicht abgeleitet werden, was bei einer Beeinflussung dieser Werte über längere Zeit der gesundheitliche Vorteil sein wird. Die klinische Forschung zeigt viele Beispiele, in denen der erhoffte Vorteil, z. Z. auch durch Nebenwirkungen der Therapie, nicht eingetreten ist.

Zusammengefasst muss man aus den bisher vorliegenden Studien und Diskussionen folgern: Die Risikoverminderung für Folgeerkrankungen durch eine Senkung des HbA1c ist durch mehrere anerkannte Interventionsstudien (Langzeitstudien) bewiesen. Über die zusätzliche Wirkung einer Senkung postprandialer Werte liegen keine Studien vor, so dass über den Nutzen einer solchen Therapie bisher keine Aussagen möglich sind. Dieser Nutzen wäre dann noch ins Verhältnis zu setzen zu den erhöhten Therapiekosten und einer verringerten Lebensqualität (Diät, zeitliche Reglementierungen, Medikamente).

## 18.2 Evidence Based Medicine (EBM)

Dieser Begriff wurde in der gesundheitspolitischen Diskussion zum neuen Schlagwort: eine Therapie auf streng wissenschaftlicher Basis. Ist heute eine Diabetestherapie vorstellbar, die in jedem Einzelfall aus anerkannten wissenschaftlichen Studien ableitbar ist? Wenn man betrachtet, wie wenige Streitfragen der Diabetestherapie heute durch Studien geklärt sind, wäre dies eine ganz unrealistische Vorstellung. Die meisten Fragen der Behandlung können bisher nur nach klinischen Erfahrungen beantwortet werden, und auch die Anwendung von Studienergebnissen auf den Einzelfall bedarf klinischer Erfahrung und Bewertung.

EBM kann dem einzelnen Arzt helfen, die Flut der wissenschaftlichen Publikationen zusammenzufassen und gesicherte Erkenntnisse daraus abzuleiten. Dadurch können neue wissenschaftliche Erkenntnisse schneller in den klinischen Alltag umgesetzt werden.

Die EBM stellt Therapien auf den Prüfstand. Manchmal zeigt sich, dass Behandlungsformen, von deren Wirkung man überzeugt war, bei genauerer Betrachtung des gesundheitlichen Nutzens, der Nebenwirkungen und der aufgewendeten Kosten anders bewertet werden müssen. Zum Beispiel ist die Gabe von Antibiotika bei einer akuten Bronchitis nicht angezeigt. Die Dauer der Bronchitis wird dadurch nicht verkürzt, Antibiotika haben relativ häufig Nebenwirkungen, und es wird das Auftreten resistenter Bakterienstämme gefördert.

EBM hat neue Kriterien zur Bewertung von Studienergebnissen erarbeitet. Besonders bedeutsam davon ist die „Number Needed To Treat" (NNT) – die Anzahl der Personen, die behandelt werden muss, um einen Erkrankungsfall zu verhindern. Sie kennzeichnet den Nutzen einer Therapie in Abhängigkeit von der Erkrankungshäufigkeit und Effektivität der Behandlung. In vielen Artikeln wird nur die relative Risikoreduktion angegeben, die nicht erkennen lässt, wie viele Personen keinen Nutzen durch die Therapie haben.

**Ein Beispiel:**

Stellen Sie sich einen Fall 1 vor, bei dem von 100 Menschen im Laufe von 10 Jahren 20 Personen einen Herzinfarkt bekommen (Kontrollgruppe). Nehmen sie über diese Zeit das Medikament M, so erkranken nur 10 Personen (Interventionsgruppe). Die relative Risikoreduktion bei den Behandelten beträgt dann 50 %. Wenn im Fall 2 in der Kontrollgruppe 2 Personen einen Herzinfarkt bekommen und in der Interventionsgruppe nur einer, ergibt sich die gleiche Risikoreduktion (50 %).

Im Fall 1 werden von hundert Personen 10 Menschen durch das Medikament vor einem Herzinfarkt geschützt, im Fall 2 aber nur ein einziger. Die 50 %ige Risikoreduktion in beiden Fälle lässt dies aber nicht erkennen. Die NNT zeigt den Unterschied: im ersten Fall muss man nur 10 Menschen behandeln, um einen Herzinfarkt zu vermeiden (NNT = 10). Im Fall 2 muss man 100 Menschen behandeln, um einen Herzinfarkt zu vermeiden (NNT = 100). Effektive Therapien sind also durch niedrige NNT-Zahlen gekennzeichnet.

# 18.3 Leitlinien

Leitlinien sollen auf dem derzeitigen wissenschaftlichen Stand zur Diagnose und Therapie einer Erkrankung Therapieempfehlungen geben. Die Deutsche Diabetes-Gesellschaft erstellt zu den wesentlichen Fragen der Diabetestherapie Leitlinien und hat bereits einen großen Teil der geplanten Leitlinien fertig gestellt. Es gibt sie auch in einer Fassung für die Betroffenen.

Zu den Leitlinien wird eine intensive wissenschaftliche Diskussion geführt. Relative Einigkeit herrscht über die Bewertung der erforderlichen wissenschaftlichen Basis von Leitlinien und über die Notwendigkeit von Überarbeitungen nach festgelegten Zeiträumen. Strittig ist die Bedeutung von Leitlinien für die Therapie im Einzelfall: Kann der Arzt im Einzelfall von den Leitlinien abweichen? Macht er sich im Konfliktfall strafbar, wenn er von den Leitlinien abgewichen ist? Die derzeitige Einschätzung ist, dass Leitlinien für Arzt und Patient eine Orientierung geben sollen, von denen im Einzelfall abgewichen werden kann und evtl. sogar muss. So betrachtet können die Leitlinien für Ärzte und Patienten ein Gewinn sein.

# 18.4 Disease Management Programme (DMP)

DMP – es gibt keinen deutschen Begriff dafür – sollen für Menschen mit bestimmten chronischen Krankheiten Vorsorge, Schulung und Behandlung als Paket anbieten. Die Betroffen können sich für ein solches Programm einschreiben und sollen davon gesundheitliche Vorteile durch eine verbesserte und qualitätsgeprüfte Behandlung haben. Soweit die Theorie.

Ausgangspunkt für die DMP ist der Wunsch des Gesetzgebers und der Krankenkassen nach höherer Effizienz und Kosteneinsparung im Gesundheitswesen. Der Gesetzgeber hat zunächst einige chronische Krankheiten ausgewählt, für die die Krankenkassen standardisierte Programme zur Versorgung schaffen sollen. Im Bereich Diabetes gibt es bislang nur Programme für Typ-2-Diabetiker. Die Teilnahme möglichst vieler Versicherter führt für die Kassen zu einer finanziell attraktiven Kostenumverteilung. Bei Betroffenen und Ärzten entstand deswegen schnell der Verdacht, dass hier auf ihre Kosten gespart werden sollte. Besonders die Deutsche Diabetes-Gesellschaft hat sich am Anfang heftig gegen diese Programme gewehrt, weil sie fürchtete, die Behandlungsmöglichkeiten würden damit eingeschränkt. Zur Qualitätskontrolle dieser Programme sollen Patientendaten erhoben und evtl. an die Krankenkassen weitergeleitet werden. Ungelöst ist bisher, wie dies mit der ärztlichen Schweigepflicht und dem Datenschutz der Betroffenen zu vereinbaren ist.

Für die Betroffenen können DMP nützlich oder schädlich sein, je nachdem welche Angebote genau gemacht werden, wie gut die bisherige Versorgung in ihrer Region ist, welche Freiheiten für die Ärzte bestehen, im Einzelfall von Regeln abzuweichen und zusätzliche Angebote zu machen, und auch, wie die Datensicherheit gewährleistet ist. Für bisher schlecht versorgte Regionen wären DMP sicher von Vorteil. Jeder Betroffene sollte daher die angebotenen Programme aufmerksam prüfen, bevor er sich einschreibt.

## 18.5 Neue Therapiemöglichkeit

### Inhalatives Insulin

Leider kann man Insulin nicht als Tablette einnehmen, da es im Magen-Darm-Trakt aufgespalten und unwirksam wird. Vermutlich haben Sie sich schon längst daran gewöhnt, Insulin zu spritzen. Für Menschen, die erst seit kurzem wissen, dass sie Diabetiker sind, oder für Menschen mit Typ-2-Diabetes, die auf Insulin umgestellt werden müssen, stellt das tägliche mehrfache Spritzen erst einmal eine Hürde dar. Vielleicht erinnern Sie sich noch an Ihre erste Insulinspritze.

Deshalb wird in der Forschung daran gearbeitet, Insulin auf anderen Wegen in den Körper zu befördern. Schon früh gab es Versuche mit Nasenspray, die jedoch vor Jahren abgebrochen wurden, da Insulin aus der Nase nur in geringen Mengen und in schwankendem Umfang aufgenommen wird. Derzeit greift eine amerikanische Firma das Thema Insulin-Nasenspray erneut auf. Weiterhin wird versucht, das Insulin so zu verändern, dass es als Ganzes im Darmtrakt aufgenommen wird. Die Insulintablette ist jedoch noch bei weitem nicht marktreif. Inzwischen gibt es allerdings zwei Pharmaunternehmen, die es geschafft haben, dass Insulin ohne Injektion in ausreichender Menge eingenommen werden kann – es wird inhaliert.

Seit Januar 2006 ist Exubera in Europa und den USA zugelassen. Die Markteinführung war im Mai 2006. Das Insulin wird mit Hilfe eines Inhalationsgerätes eingeatmet. Der sehr fein verteilte Insulinstaub wird dann über die Lungenbläschen in den Blutkreislauf aufgenommen. Der Wirkbeginn entspricht weitgehend den injizierten kurzwirkenden Analoginsulinen. Die Wirkdauer ist etwas länger. Es wird die zehnfache Menge inhaltiven Insulins benötigt, um die gleiche Wirkung wie bei gespritztem Insulin zu erreichen. In Studien erwies sich inhalatives Insulin bei Typ-2-Diabetikern einer alleinigen Tablettentherapie überlegen. Gegenüber einer Insulintherapie ergab sich kein Vorteil für den HbA1c-Wert. Es gibt eine Studie, in der inhalatives Insulin mit einer Basis-Bolus-Therapie bei Typ-1-Diabetes verglichen wurde. Hierbei inhalierte die eine Gruppe Insulin zu den Mahlzeiten, die andere spritzte Normalinsulin. Beide Gruppen spritzten zur Nacht ein langwirkendes Insulinanalog. In der Stoffwechseleinstellung bestand am Ende der Studie kein Unterschied zwischen den Gruppen.

Es gibt Packungen mit 1 und 3 mg. Dabei entspricht 1 mg ca. 3 Einheiten Insulin; 3 mg entsprechen ca. 8 Einheiten. Der kleinste Dosisschritt, der mit Inhalationsgeräten möglich ist, beträgt somit 3 Einheiten. Für die genaue Dosisanpassung in der Basis-Bolus-Therapie ist das ein Nachteil. Das Inhalationsgerät (☞ Abb. 34) ist 20 bis 30 cm groß (zusammengeschoben bzw. funktionsfähig). Nach jeder Anwendung muss es ausgespült werden.

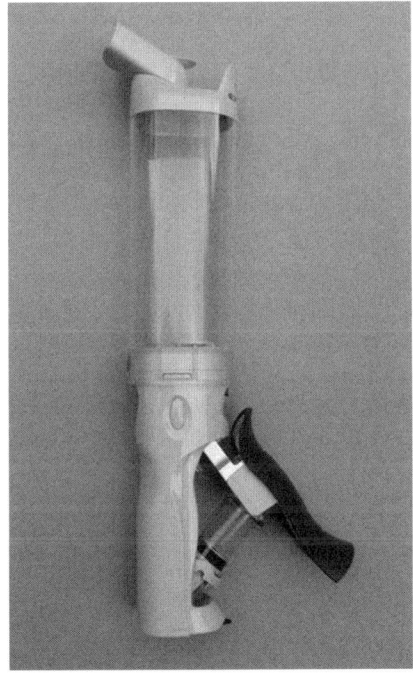

Abb. 34: Insulininhalator

Die häufigste Nebenwirkung ist ein leichter Husten nach der Inhalation. Diabetiker, die auch eine Lungenkrankheit (z. B. Asthma) haben, sind von der Verwendung dieses Insulins ausgeschlossen. Vor

Beginn der Behandlung wird deshalb die Lungenfunktion geprüft. Bei Rauchern besteht ein großes Unterzuckerungsrisiko, da das inhalierte Insulin vermehrt und ungleichmäßig durch die geschädigte Lungenschleimhaut in den Körper gelangt. Raucher dürfen inhalatives Insulin deshalb nicht anwenden. Das gilt auch für Ex-Raucher in den ersten sechs Monaten. Bei jahrelanger Anwendung ist zu bedenken, dass die Lunge möglicherweise geschädigt werden könnte. Studien mit einer Dauer von bis zu zwei Jahren haben nur eine minimale Verschlechterung der Lungenfunktion nachgewiesen. Die Zulassungsbehörden in Europa und den USA haben vom Hersteller weitere Studien verlangt. Langzeitbeobachtungen, z.B. über fünf oder mehr Jahre, gibt es noch nicht. Ein inhalierbares Verzögerungsinsulin steht derzeit nicht zur Verfügung.

## 18.6 Diabetes heilen?

### Transplantation

Bei Typ-1-Diabetes werden die Inselzellen der Bauchspeicheldrüse (des Pankreas) durch eine Entzündung zerstört. Insulin kann nicht mehr vom Körper gebildet werden. Der Betroffene bleibt lebenslang auf Insulininjektionen angewiesen. Wie Sie dies ohne große Probleme in Ihrem Alltag durchführen können, haben wir Ihnen in den vorangegangenen Kapiteln näher bringen wollen.

Es gibt aber immer wieder Menschen, bei denen die Insulintherapie trotz großer Anstrengungen nicht zufriedenstellend verläuft oder bei denen nach oft jahrzehntelang bestehendem Diabetes schwere Folgeerkrankungen, z.B. eine dialysepflichtige Niereninsuffizienz, aufgetreten sind. Viele andere Betroffene haben die Hoffnung, dass ihr Diabetes irgendwann geheilt werden kann und sie nicht mehr mit BE und Insulineinheiten rechnen müssen.

In diesem Abschnitt sollen drei Verfahren vorgestellt werden, durch die Diabetiker prinzipiell wieder mit körpereigenem Insulin versorgt werden können.

### 1. Pankreastransplantation (Verpflanzung einer Bauchspeicheldrüse eines verstorbenen Organspenders)

Grundsätzlich haben alle Transplantationsverfahren gemeinsam, dass der Körper des Empfängers daran gehindert werden muss, das verpflanzte Organ abzustoßen. Hierzu muss das Immunsystem des Empfängers mit Medikamenten abgeschwächt werden. Neben der kurzfristigen Belastung durch die Operation (die Transplantation selbst) wird der Empfänger lebenslang ganz regelmäßig Medikamente mit zum Teil gravierenden Nebenwirkungen einnehmen. Diese so genannten Immunsuppressiva, die in einer Kombination von meist 2 bis 3 Wirkstoffen eingenommen werden, führen zu einer größeren Anfälligkeit gegen Infektionskrankheiten mit seltenen Erregern oder zu einem schwereren Verlauf bei sonst banalen Infektionen. Nach einigen Jahren erhöht sich das Risiko für Hauttumoren und Lymphzellkrebs. Die Blutspiegel der Medikamente müssen in engen Abständen kontrolliert werden, da diese Medikamente zum Teil wiederum andere Organe, vor allem die Niere, schädigen können. Einige der Medikamente verringern die Wirksamkeit von Insulin (z. B. Kortison) oder senken die Insulinproduktion. So entwickelt ein Teil der Menschen, die sich als Nicht-Diabetiker einer Organtransplantation unterziehen mussten, nach der Transplantation einen Diabetes mellitus.

Daraus folgt, dass die Transplantation, wenigstens mit den heute zur Verfügung stehenden Medikamenten, keine echte Heilung darstellen kann. Die Abhängigkeit von Insulin wird gegen die Abhängigkeit von abwehrunterdrückenden Medikamenten eingetauscht. Diabetes ist eine Krankheit, die nicht unmittelbar lebensbedrohend ist und die sich gut medikamentös behandeln lässt. Ärzte und die meisten Betroffenen schätzen das Gesundheitsrisiko durch eine Transplantation höher ein als durch den Diabetes selbst.

Bei einer schweren Niereninsuffizienz mit der Notwendigkeit einer Blutwäsche (Dialyse) raten Ärzte in der Regel zu einer Nierentransplantation. Die gleichzeitige Pankreas- und Nierentransplantation ist bei Typ-1-Diabetikern eine etablierte therapeutische Option. Hierbei werden nicht mehr Medikamente benötigt als bei alleiniger Nierentransplantation. 78 % aller Pankreastransplantationen erfolgen simultan mit der Nierentransplantation. Ca. 15 % finden nach einer Nierentransplantation zu einem späteren Zeitpunkt statt. Hierbei erhält man Organe von zwei verschiedenen Spendern (die Niere meist als Lebendspende von einem nahen Angehörigen).

Das Risiko des operativen Eingriffs ist bei der Pankreastransplantation größer als bei Nierentransplantation allein. 5 % aller simultan transplantierten Patienten sterben im ersten Jahr nach der Operation. Die Hauptgefahren sind eine schlechte Organdurchblutung und narbige Verengungen des Bauchspeicheldrüsenganges, die zu einer oft schwer verlaufenden Bauchspeicheldrüsenentzündung führen können.

Nach einem Jahr können ca. 80 % der Pankreastransplantierten ohne Insulininjektionen leben, nach 5 Jahren ca. 60 %. Bei erfolgreich transplantierten Diabetikern bilden sich zum Teil Folgeschäden zurück. Eine Wahrnehmungsstörung für Unterzuckerungen bessert sich meist komplett. Das Risiko für schwere Unterzuckerungen sinkt auf nahezu Null. Andere Erkrankungen, vor allem Nervenstörungen, bessern sich in der Regel teilweise. Vor allem durch die Nierentransplantation sinkt das Risiko für Herz- und Kreislauferkrankungen. Simultan transplantierte Patienten haben gegenüber nur Nierentransplantierten ein noch geringeres Risiko für Herzinfarkt oder Schlaganfall.

## 2. Inselzelltransplantation

Bei der Inselzelltransplantation werden aus der Bauchspeicheldrüse Verstorbener in einem Reinigungsverfahren die eigentlichen Inselzellen isoliert und ohne Operation in die Leber des Empfängers injiziert. Das Verfahren ist also wesentlich weniger belastend als die Pankreastransplantation. Es wird deshalb vor allem bei bereits nierentransplantierten Diabetikern, die eine schwere Operation nicht gut überstehen würden, eingesetzt und hat immer noch experimentellen Charakter.

Ein großes Problem stellt das Reinigungsverfahren dar, da hierbei über 2/3 der Inselzellen verloren gehen und der Rest eine längere Zeit ohne Durchblutung überleben muss. Deshalb müssen beim bisherigen Verfahren nach einem Jahr ca. 90 % der Transplantierten wieder Insulin spritzen, meist jedoch deutlich weniger als vor der Transplantation.

Grundsätzlich werden die Inselzellen genauso abgestoßen wie transplantierte Organe. Das heißt, dass man die gleichen Medikamente zur Immunsuppression benötigt.

Die aktuelle Forschung auf diesem Gebiet konzentriert sich darauf, das Reinigungsverfahren und die Zusammensetzung der immunsuppressiven Medikamente so zu optimieren, dass ein größerer Anteil der Betroffenen auf Insulininjektionen verzichten kann. Nach den Daten einer ersten Studie braucht nur noch ca. die Hälfte der Transplantierten Insulin.

Ein weiterer Schwerpunkt der Forschung besteht darin, eine Toleranz des Empfängers gegen fremdes Gewebe auszulösen. Falls es gelänge, immunsuppressive Medikamente überflüssig zu machen, wäre die Inselzelltransplantation eine gute therapeutische Option ohne großes Risiko für Menschen mit ausgeprägten Problemen in der Insulineinstellung. Man könnte sogar Inselzellen von mehreren Spendern kombinieren und so eine Freiheit von Insulininjektionen erzielen. Allerdings ist das Angebot an Spenderorganen begrenzt.

## 3. Stammzelltherapie

Ganz ohne Immunsuppressiva wäre auch die Transplantation von Bauchspeicheldrüsengewebe oder Inselzellen, die mit Hilfe von eigenen Stammzellen gezüchtet werden, durchführbar. Das Verfahren wäre auch mehrfach hintereinander möglich. Allerdings steckt die Forschung zu diesem Thema noch in den Anfängen.

## Die künstliche Bauchspeicheldrüse

Seit mehr als zwanzig Jahren arbeiten Forschergruppen weltweit an der Herstellung eines mechanischen Gerätes, das die Messung der Blutglukose und die bedarfsgerechte Injektion von Insulin ermöglicht. Etliche damit zusammenhängende Probleme sind inzwischen gelöst.

Es gibt Messgeräte, die über einen in der Unterhaut liegenden Schlauch kontinuierlich die Glukose bestimmen. Diese Messwerte können an andere Geräte übertragen werden. Die Geräte werden außen am Körper getragen und erfordern eine Eichung mit Hilfe „normaler" Blutzuckermessungen. Alle drei Tage ist der Wechsel des Messschlauches nötig. Schon heute kann man sagen, dass diese Geräte neue Erkenntnisse über den Blutzuckerverlauf bei Diabetikern gebracht haben. Besonders nützlich scheint die Warnfunktion, falls sich die gemessenen Glukosewerte in Richtung Hypoglykämie bewegen. Einige Geräte können die Messwerte drahtlos an andere Geräte (Basisstation, Insulinpumpe) übertragen.

Heutige Insulinpumpen geben in feinen Dosisabstufungen kontinuierlich Insulin in die Bauchhaut ab. Sie ermöglichen rasche und fein abgestimmte Dosisänderungen.

Könnte man also einen kontinuierlich messenden Sensor mit einer Pumpe in Verbindung bringen, hätte man eine künstliche Bauchspeicheldrüse. Das ideale Gerät wäre dazu noch wartungsfrei, unsichtbar innerhalb des Körpers zu tragen und ließe den Betroffenen komplett vergessen, dass er Diabetiker ist.

Leider sind aber noch einige Probleme auf dem Weg dorthin ungelöst:

- Sensor und Pumpe müssen alle drei Tage neu in das Unterhautgewebe eingestochen werden.

- Die Sensoren benötigen mehrfach täglich herkömmliche Kontrollmessungen, da die Messqualität des Sensors nachlässt und er neu kalibriert werden muss.

- Es gibt noch kein zuverlässiges Computerprogramm, das ausreichend rasch und fein abgestimmt Dosisanpassungen an der Pumpe vornimmt. Zum Beispiel weiß ein Computerprogramm nicht, wann man mit dem Essen beginnt. Es kann nur im Nachhinein auf die erhöhten Blutzuckerwerte reagieren.

- Die Pumpe gibt das Insulin in die Bauchhaut ab. Von dort kommt es erst mit einiger Verzögerung zum Wirkort, der Leber. Implantierte Pumpen, die wie die Bauchspeicheldrüse selbst Insulin in die Pfortader direkt zur Leber abgeben, befinden sich im Experimentalstadium.

- Bei einem ganz in den Körper eingepflanzten System wäre zu lösen, wie die chemischen Hilfsstoffe für die Glukosemessung erneuert bzw. abgeführt werden könnten. Außerdem wäre der Insulinnachschub für die Pumpe zu regeln.

Immerhin gibt es bereits ein System, das dem Betroffenen ganz konkrete Dosierungsvorschläge für den Bolus aufgrund der Ergebnisse herkömmlicher Blutzuckermessungen machen kann. Diabetiker, die sich versuchsweise auf diese Vorschläge verlassen haben, erzielen nach einer gewissen Lernphase bereits heute ziemlich normale Blutglukosewerte.

# Antworten zu den Lernkontrollfragen

## Kapitel 2 „Was ist Diabetes"

1. • Die Anzeichen des Diabetes mellitus sollen beseitigt werden.

   • Die möglichen Folgeschäden des Diabetes mellitus sollen verhindert werden.

   • Das diabetische Koma soll vermieden werden.

2. z. B. so: Die Blutzuckerregulation ist gestört, so dass der Blutzucker zu hoch liegt.

3. Übelkeit, Erbrechen, Bauchschmerzen, Muskelschwere, Azetongeruch des Atems, vertiefte und angestrengte Atmung, Schläfrigkeit, Austrocknung, im Urin ist viel Azeton nachweisbar, der Blutzucker ist hoch

4. in der Bauchspeicheldrüse (Beta-Zellen)

5. Insulin senkt den Blutzucker

6. a)

7. Azeton bzw. Ketonkörper

8. kurzwirkendes Insulin spritzen, viel Wasser trinken

## Kapitel 3 „Der HbA1c-Wert"

1. d)

2. b)

## Kapitel 4 „Stoffwechselselbstkontrolle"

1. viermal täglich: vor den 3 Hauptmahlzeiten und vor dem Schlafengehen

2. • bei Fieber

   • bei Übelkeit und/oder Erbrechen und/oder Bauchschmerzen

   • wenn der Blutzucker mehrfach über 240 mg/dl liegt

   • vor Sport, falls Blutzucker hoch

3. bei Krankheit, Sport, auf Reisen, in jeder unsicheren Situation, vor allem bei Verdacht auf Unterzuckerung oder Stoffwechselentgleisungen

4. bei 180 mg/dl

5. unter der Nierenschwelle

6. Hungersituation/Fettabbau bei Gewichtsabnahme

7. um frühzeitig eine diabetesbedingte Nierenerkrankung zu erkennen

## Kapitel 5 „Insulinlagerung, Spritztechnik und Injektionshilfen"

1. a)

2. b)

3. a), b), c), d)

4. b), c)

5. b)

6 c)

7. um Hautveränderungen vorzubeugen

8. in der Innentasche der Kleidung am Körper tragen

9. Benutzen Sie eine Kühltasche oder Styropor.

# Kapitel 6 „Blutzuckererhöhende und nicht blutzuckererhöhende Nahrungsmittel"

1. b)
2. b)
3. c)
4. b), d)

# Kapitel 6 „Getränke"

1. gar keins!
2. zwei
3. am Abend nichts, Blutzuckerkorrektur frühestens am nächsten Morgen
4. Ja
5. Der Zucker ist restlos zu Alkohol vergoren.
6. b)

# Kapitel 7 „Grundlagen der Insulintherapie"

1. c)
2. b)
3. a), b)
4. b)

# Kapitel 8 „Dosierung des kurzwirkenden Insulins"

1. 2 Einheiten
2. 8 Einheiten
3. c)
4. b)
5. a) gar nicht, sondern erst mittags

   b) mit der entsprechenden Korrekturzahl korrigieren

## Kapitel 8 „Dosierung des Verzögerungsinsulins"

1. b)

2. Einfachste Lösung: Entsprechend 8 Einheiten Normalinsulin Kohlenhydrate essen bzw. trinken und 8 Einheiten Verzögerungsinsulin spritzen.

3. b) Gar nichts spritzen. Nachts den Blutzucker testen und bei massivem Blutzuckeranstieg korrigieren und halbe Dosis nachspritzen.

4. Spritzfehler am Morgen? Am Vormittag/Mittag mehr Bewegung als sonst? Wenn diese Gründe nicht zutreffen, ist die Wirkung Ihres Basisinsulins zu dieser Tageszeit zu stark. Bei Verwendung von NPH-Insulin senken Sie die Dosis um 10 % ab. Bei Verwendung von Lantus sollten Sie für ähnliche Situationen zusätzliche BE ohne Berechnung einplanen

5. c)

## Kapitel 8 „Verhalten in besonderen Situationen"

1. b), d)

2. Verzögerungsinsulin: Im Rahmen von 10–20 % der bisherigen Dosis erhöhen

   Normalinsulin: BE-Faktoren in Stufen von 0,5 Einheiten erhöhen,

   Korrekturregel verschärfen

3. alles richtig

4. b)

5. a)

# Kapitel 9 „Behandlung einer schweren Stoffwechselentgleisung"

1. 20 % der gesamten Tagesinsulinmenge

2. a)

3. alle 2 Stunden

4. d)

5. b)

# Kapitel 10 „Unterzuckerung"

1. Das müssen Sie selbst wissen und mit Hilfe von Blutzuckertests ab und zu prüfen, denn die Symptome können sich verändern.

   Fast alle Diabetiker werden in einer Unterzuckerung langsamer.

2. allgemein können folgende Symptome vorkommen:

   **a)** durch hormonelle Gegenregulation:

   Schweißausbruch, Zittern, Herzklopfen, Heißhunger, Kribbeln im Mundbereich, Sehstörungen, Taumeligkeit, Angst

   **b)** durch Zuckermangel im Gehirn:

   Bewegungsstörungen, Schwindel, Sprachstörungen, Denkstörungen, Verständnisschwierigkeiten beim Zuhören und Lesen, Menschen und Umgebung werden als fremd erlebt, Unkonzentriertheit, Verwirrtheit, Gereiztheit, Aggressivität, clownhaftes Verhalten, Albernheit, negative Stimmungen (traurig, ängstlich, wütend)

3. 4–6 Täfelchen Traubenzucker essen (20–30 g)

4. 2 Täfelchen Traubenzucker

5. sofort anhalten, Traubenzucker essen, testen; falls es eine Unterzuckerung war: eine halbe Stunde warten, bis Wahrnehmung und Konzentration wieder völlig hergestellt sind, und erst dann (mit angehobenem Blutzucker) weiterfahren. Diabetiker sollten als Verkehrsteilnehmer, insbesondere als Autofahrer Unterzuckerungen unbedingt vermeiden!

6. Wie Sie in einer starken Unterzuckerung reagieren können; was er/sie dann am besten tun kann; wie er/sie Glukagon spritzen kann.

7. Mindestens eine Vertrauensperson über das Risiko von Unterzuckerungen und richtige Maßnahmen aufklären; informieren, wo Sie Ihren Traubenzucker haben (immer am selben Platz!).

## Kapitel 12 „Sport und körperliche Aktivität"

1. c)
2. a)
3. a), d)
4. a), b), c)
5. d), e)
6. a), c)

## Kapitel 15 „Fußpflege"

1. a)
2. b)
3. b)
4. c)
5. d), e)
6. c)
7. a), e)

# Nachwort

Liebe Leserin, lieber Leser,

haben Sie sich durchgearbeitet?

Hoffentlich war es für Sie nicht nur Anstrengung oder gar Langeweile. Sie haben sicher gemerkt, dass Sie vieles schon wussten und so ähnlich gemacht haben, wie wir es empfehlen. Manches war vielleicht neu für Sie oder ungewohnt, und Sie zögern noch, ob Sie es für sich übernehmen wollen. Zweifel sind immer gerechtfertigt, denn Sie müssen schließlich damit zurechtkommen, wenn Sie etwas verändern. Am besten, Sie probieren eine Empfehlung einige Male aus und entscheiden dann, wie es für Sie am besten ist. Am meisten würden wir uns freuen, wenn wir Ihnen dazu Mut gemacht haben; wenn Sie unser Buch wirklich als Werkzeug benutzen, um Ihr Leben mit dem Diabetes so konfliktfrei wie möglich zu gestalten. Ganz ohne Konflikte geht es fast nie, und deswegen ist jeder manchmal wegen des Diabetes bedrückt. Wenn man aber gut Bescheid weiß, wie man Diabetesprobleme im Alltag lösen kann, findet man meist bald wieder zu Routine und Gelassenheit zurück.

Wir wünschen Ihnen auf diesem Wege alles Gute!

# Literaturhinweise

## 1 Weiterführende Bücher

Nuber, G., Hillenbrand, H.: **Diabetes-Journal. Das Buch.** Informationen, Adressen, Ansprechpartner. 3. komplett überarbeitete Auflage. Mainz: Kirchheim 2002

Kraft, D.: **Du kannst es! Diabetes und Leistungssport.** 2. Auflage. Mainz: Kirchheim 2002

Thurm, U., Gehr, B.: **Diabetes- und Sportfibel**. 2. Auflage. Mainz: Kirchheim 2005

Kleinwechter, H., Schäfer-Graf, U., Mäder, U.: **Schwangerschafts-Ratgeber für Diabetikerinnen.** Stuttgart: Trias Verlag 2004

Kuhn, B.: **Diabetes, Schwangerschaft und Kinderglück.** Ein Ratgeber für Diabetikerinnen. Mainz: Kirchheim 2004

**Kalorien mundgerecht.** (ohne Autorenangabe). 13. bearbeitete und aktualisierte Auflage. Heidelberg: Neuer Umschau Buchverlag 2006

Thurm, U.: **Insulinpumpenfibel oder ... bei dir piepts ja.** 5. aktualisierte Auflage 2006. ISBN 3-00-017356-0. Zu beziehen über: Roche Diagnostics GmbH

Lohmüller-Wiegelmann, G.: **Pumpentherapie. Handbuch für Anwender und ihre Berater**. 2. komplett überarbeitete Auflage. Mainz: Kirchheim 2006

Grüßer, M., Jörgens, V.: **Mein Buch über den hohen Blutdruck**. 4. Auflage. Mainz: Kirchheim 2004

Didjurgeit, U.: **Bluthochdruck – auch Ihr Problem? Anleitung zur richtigen Behandlung; Blutdruckmessung, Ernährung, Medikamente.** München: Med. Komm., Ges. für Med. Kommunikation 2003

Staib, G.: **Diabetes: So bleiben Ihre Nieren gesund**. Stuttgart: Trias Verlag 2003

Hirsch, A.: **Diabetes ist meine Sache. Hilfen zum Umgang mit Angst, Wut und Traurigkeit**. 2. Auflage. Mainz: Kirchheim 2001

Finck, H., Malcherczyk, L.: **Diabetes & Soziales.** Ein praktischer Ratgeber für alle Diabetiker und Diabetes-Teams. 3. Auflage. Mainz: Kirchheim 2002

Carr, A.: **Endlich Nichtraucher!** München: Goldmann 2001

## 2 Zeitschriften

**Diabetes-Journal.** Offizielles Organ der Deutschen Diabetes-Gesellschaft und des Deutschen Diabetiker Bundes sowie der Deutschen Diabetes-Union, Monatszeitschrift. Mainz: Kirchheim

**Insuliner.** Zeitschrift der „Insuliner" (bundesübergreifende Selbsthilfegruppe ohne Verein/Satzung). Vierteljährlich. Bezug: Insuliner-Verlag, 57548 Kirchen-Freusberg, Narzissenweg 17.

**Subkutan.** Mitgliederzeitschrift der Landesverbände Brandenburg, Bremen, Hessen, Nordrhein-Westfalen, Rheinland-Pfalz, Schleswig-Holstein, Thüringen im Deutschen Diabetiker Bund. Zweimonatlich. Mainz: Kirchheim

**Diabetologie und Stoffwechsel.** Zeitschrift der Deutschen Diabetes-Gesellschaft. Zweimonatlich. Stuttgart: Thieme

# Wichtige Adressen

**Deutscher Diabetiker Bund e.V.**

Bundesgeschäftsstelle
Goethestr. 27
34119 Kassel
Tel.: 05 61/7 03 47 70
www.diabetikerbund.de

## DDB-Landesverbände

LV Baden-Württemberg e.V.
Kriegstr. 49
76133 Karlsruhe
Tel.: 07 21/3 54 31 98
www.ddb-bw.de

LV Bayern e.V.
Ludwigstr. 67
90402 Nürnberg
Tel.: 09 11/22 77 15
www.diabetikerbund-bayern.de

LV Berlin e.V.
Schillingstr. 12
10179 Berlin
Tel.: 030/2 78 67 37
www.ddb-lv-bln.de

LV Brandenburg e.V.
Schopenhauerstr. 37
14467 Potsdam
Tel.: 03 31/9 51 05 88
www.diabetikerbund-branden-burg.de

LV Bremen e.V.
Am Wall 102
28195 Bremen
Tel.: 04 21/6 16 43 23
www.ddb-hb.de

LV Hamburg e.V.
Steinstr. 15
20095 Hamburg
Tel.: 040/20 00 43 80
www.diabetikerbund-hamburg.de

LV Hessen e.V.
Friedrich-Ebert-Str. 5
34613 Schwalmstadt-Treysa
Tel.: 0 66 91/2 49 57
www.ddbhessen.de

LV Mecklenburg-Vorpommern e.V.
über Bundesgeschäftsstelle

LV Niedersachsen e.V.
Elsa-Brandström-Weg 22
31141 Hildesheim
Tel.: 0 51 21/87 61 73
www.ddb-niedersachsen.de

LV Nordrhein-Westfalen e.V.
Johanniterstr. 45
47053 Duisburg
Tel.: 02 03/60 84 40
www.ddb-nrw.de

LV Rheinland-Pfalz e.V.
Theodor-Fliedner-Str. 25
59218 Ingelheim
Tel.: 0 61 32/8 59 77
www.diabetes-rlp.de

LV Saarland e.V.
Wolfskaulstr. 43
66292 Riegelsberg
Tel.: 0 68 06/95 35 71
www.diabetiker-saar.de

LV Sachsen e.V.
Striesener Str. 39
01307 Dresden
Tel.: 03 51/4 41 86 04
www.diabetikerbund-sachsen.
de

LV Sachsen-Anhalt e.V.
Theodor-Neubauer-Str. 27
06130 Halle
Tel.: 03 45/1 22 33 14
www.diabetikerbundsa.de

LV Schleswig-Holstein e.V.
Auguste-Viktoria-Str. 16
24103 Kiel
Tel.: 04 31/18 00 09
www.ddb-sh.de

LV Thüringen e.V.
Thälmannstr. 25
99085 Erfurt
Tel.: 03 61/7 31 48 19
www.ddb-thueringen.de.vu

# Weitere Organisationen

Deutscher Diabetiker-Verband
e.V.
mit Bund Diabetischer Kinder
und Jugendlicher e.V.
Hahnbrunner Straße 46
67659 Kaiserslautern
Tel.: 06 31/7 64 88
www.bund-diabetischer-kinder.
de

IDAA Deutschland e.V.
Ulrike Thurm
Seebadstraße 106
12621 Berlin
Tel./Fax: 030/42 80 80 68
www.idaa.de

Arbeitskreis der
Pankreatektomierten e.V.
Krefelder Straße 3
41539 Dormagen
Tel.: 0 21 33/4 23 29
www.adp-dormagen.de

Bundesweite Fördergemein-
schaft Junger Diabetiker e.V.
Im Gerhard-Paul-Stift
Müllerstr. 56-58
13349 Berlin
Tel.: 030/79 70 54 26
www.bfjd.de

Dianino
Stiftung Dianino (für Kinder mit
Diabetes)
Siemensstr. 8
88048 Friedrichshafen
Tel.: 0 75 41/6 04 00 41
www.dianino.de

Förderkreis Eltern diabetischer
Kinder und Jugendlicher e.V.
Im Hainzenthal 57
67722 Winnweiler
Tel.: 0 63 02/21 60

Verband der
Diabetes Schulungs- und
Beratungsberufe in Deutschland
e.V. (VDBD)
Am Eisenwald 16
66386 St. Ingbert
Tel.: 0 68 94/5 90 83 13
www.vdbd.de

# ▌ Diabetes Links

Hier finden Sie eine Sammlung von Links zu Seiten im Internet (www), die das Thema Diabetes behandeln.

www.arzt-online.de/medizin/diabetes
www.deutsche-diabetes-gesellschaft.de
www.diabetes-deutschland.de
www.diabetes-forum.de
www.diabetes-journal.de
www.diabetes-world.net
www.diabetes-psychologie.de
www.diabetes-webring.de
www.diabetesgate.de
www.diabetesindex.de
www.diabetesverlag.de
www.diabetesweb.de
www.diabeteszentren.de
www.diabeticus.com
www.diabetikerbund.de
www.diabsite.de
www.idaa.de
www.insuliner.de
www.medizinfo.de/diabetes

Ausländische Seiten:

englisch:
www.diabetes.org.uk (England)
www.diabetes.org (USA)
www.childrenwithdiabetes.com (USA)

spanisch:
www.clinidiabet.com
www.fundaciondiabetes.org

französisch:
www.diabete-france.com

österreichisch:
www.aktive-diabetiker.at

# Register